LE
TYPHUS EXANTHÉMATIQUE AU HAVRE

EN 1893

ORIGINE AMÉRICAINE DE L'ÉPIDÉMIE FRANÇAISE DE 1892-1893

PAR

Le Docteur A. CHARLIER

DE LA FACULTÉ DE PARIS

Ancien Externe des hôpitaux de Paris

Ancien Interne des hôpitaux du Havre

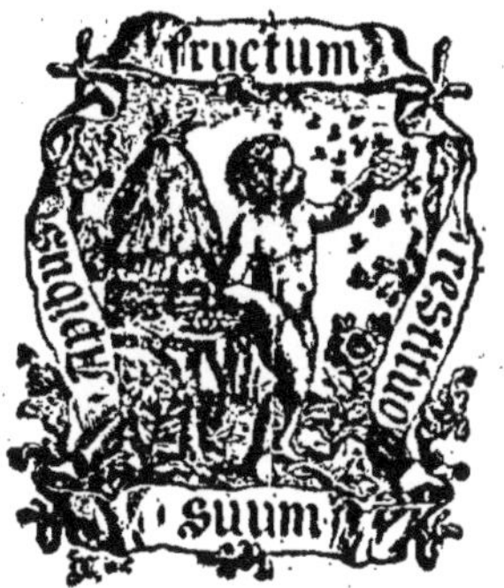

PARIS

SOCIÉTÉ D'ÉDITIONS SCIENTIFIQUES

PLACE DE L'ÉCOLE DE MÉDECINE

4, Rue Antoine-Dubois, 4

1894

LE

TYPHUS EXANTHÉMATIQUE AU HAVRE

EN 1893

Origine américaine de l'épidémie française de 1892-1893

LE
TYPHUS EXANTHÉMATIQUE AU HAVRE

EN 1893

ORIGINE AMÉRICAINE DE L'ÉPIDÉMIE FRANÇAISE DE 1892-1893

PAR

Le Docteur A. CHARLIER

DE LA FACULTÉ DE PARIS

Ancien Externe des hôpitaux de Paris

Ancien Interne des hôpitaux du Havre

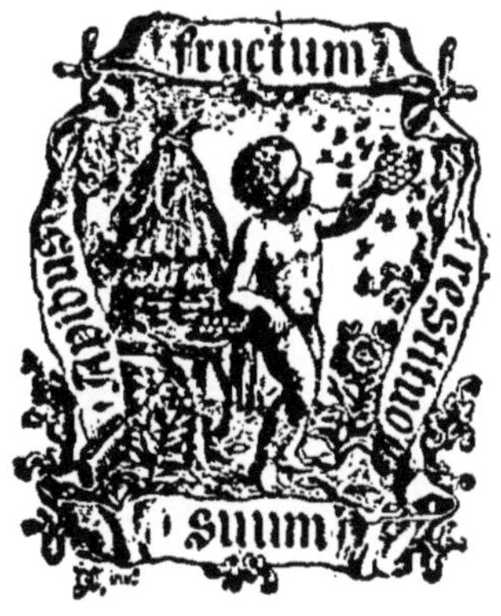

PARIS

SOCIÉTÉ D'ÉDITIONS SCIENTIFIQUES

PLACE DE L'ÉCOLE DE MÉDECINE

4, Rue Antoine-Dubois, 4

1894

INTRODUCTION

C'est le Dr Courbet qui, le premier, émit l'hypothèse de typhus, à la suite d'une petite épidémie qui décimait le personnel de la salle St-Thomas (1), en avril 1893. Cette opinion expliquait les symptômes anormaux que nous avions observés, mais qui ne nous avaient pas paru suffisants pour écarter le diagnostic de fièvre typhoïde. Le règlement interdisant l'autopsie des infirmiers, nous avions continué à croire à ce diagnostic après leur mort.

On ne pouvait le contrôler sur les courbes de température, ni sur les notes que nous avions l'habitude d'inscrire au dos. Elles avaient disparu et on n'en retrouva une partie que longtemps après.

Mais bientôt la sœur de St-Thomas tombait malade. Les symptômes concordaient avec ceux du typhus. H..., un malade hospitalisé depuis longtemps, s'alitait huit jours après la sœur. Le Dr Courbet faisait le diagnostic ferme de typhus. L'intégrité des plaques de Peyer à l'autopsie le rendait indiscutable. Immédiatement l'administration fut avisée de cette certitude; déjà le Dr Courbet avait signalé les typhus probables.

En vérifiant alors nos observations, nous découvrîmes qu'un infirmier de St-Paul avait, lui aussi,

---

(1) C'est déjà le Dr Courbet qui, en 1892, avait annoncé la présence du choléra au Havre (Pompidor, Th. Paris, 1894).

quelques semaines auparavant, été atteint par le typhus, pris pour une fièvre typhoïde anormale. Un seul service avait donc eu 7 cas de typhus.

Dans les salles du Dr Lausiés, avaient succombé deux infirmiers chargés l'un du service des bains, l'autre de l'entretien d'un dortoir d'infirmiers. Ils avaient présenté les symptômes du typhus, mais malgré l'avis du Dr Courbet, ce chef de service n'avait pas voulu abandonner son diagnostic de fièvre typhoïde. Il fit de même pour deux personnes qui présentaient les mêmes symptômes dans sa salle de femmes. Mais l'autopsie de l'une d'elles montrait l'intégrité des plaques de Peyer. La concomitance du typhus chez le mari et la belle-fille de l'autre donnait la même certitude.

Au Nouvel-Hôpital il y avait eu aussi un cas de typhus.

Dès que la sœur de St-Thomas fut tombée malade, l'administration, émue de la succession de ces *fièvres typhoïdes*, sur lesquelles planait un soupçon de typhus, fit évacuer et désinfecter cette salle. Le renvoi de l'hôpital de gens peut-être en incubation n'était pas habile, mais l'intention excellente. On désinfecta également les dortoirs des infirmiers quelque temps après. Ces mesures furent couronnées de succès. Il ne se produisit plus parmi les infirmiers de l'Ancien-Hôpital qu'un cas, et un autre chez un vieillard de la salle St-Sauveur.

Mais au moment où l'on désinfectait la salle St-Thomas et les dortoirs des infirmiers, un deuxième foyer d'infection était créé : un vagabond avec ses trois enfants était entré le 26 avril. Ces enfants contaminèrent deux infirmières qui les [soignaient. Par l'une de celles-ci, l'infection passa au dortoir des veilleuses où elle frappa deux personnes.

Trois de ces infirmières furent transportées au service d'isolement du Nouvel-Hôpital. On y avait transporté déjà le mari et la belle-fille d'une des femmes soignées par le Dr Lausiès comme atteinte de fièvre typhoïde, et le dernier infirmier contaminé. Bientôt deux infirmières et un infirmier des pavillons d'isolement contractèrent leur maladie.

Enfin, au mois de juin, le Nouvel-Hôpital recevait encore un cas venant de la ville.

A partir du mois de juillet l'épidémie était terminée.

Quelle en est l'origine ? — Dans une première partie, nous tenterons de résoudre cette question délicate ; et nous essayerons d'étendre dans une deuxième partie, nos conclusions à l'épidémie française de 1892-93 tout entière.

Nous rapporterons ensuite (3e partie) nos observations, en faisant suivre chacune d'elles d'une discussion résumant les principaux caractères qui étayent notre diagnostic ou les circonstances qui éclairent sa genèse.

Ces observations sont groupées suivant leur filiation. La première série, formée de 3 cas isolés, ne comporte pas de considérations d'ensemble. Après la deuxième, qui réunit 12 infirmiers, religieuse ou hospitalisés, nous décrivons les conditions de vie et les tares personnelles qui favorisaient la contagion et nous établissons l'ordre dans lequel elle s'est produite. La 3e série rapporte 3 cas dans une famille de chiffonniers. Nous avons décrit le milieu qu'ils habitaient. La 4e série comprend 4 cas chez des vagabonds. A la 3e et à la 4e séries se rattache intimement la 5e, où nous pouvons suivre la marche de la contagion qui atteint 6 infirmières.

Ce n'est qu'après cet exposé que nous pouvons utilement étudier l'étiologie, l'anatomie pathologique, les symptômes, les terminaisons et le traitement du typhus pendant cette épidémie. Ce sera l'objet de notre 4e partie.

Avant d'entreprendre ce travail, qu'il nous soit permis de jeter un rapide coup d'œil sur les années que nous avons consacrées à notre éducation médicale. Dès notre inscription à la Faculté, nous avons suivi les services du professeur Jaccoud et du professeur agrégé Empis. A côté de leur enseignement magistral, nous y apprenions la séméiologie auprès de leurs internes MM. Lesage et Thiroloix. Nous avons reçu depuis, à différentes reprises, du Dr Lesage, chef de laboratoire à l'amphithéâtre des hôpitaux, d'excellents conseils pour la direction de nos études et c'est à lui que nous devons nos connaissances en microbiologie.

Chez le Dr Sevestre, nous avons été exercés à l'examen des enfants. Le Dr Roques, par son souci continuel d'être utile aux élèves, a développé en nous le goût de la clinique. Pendant notre volontariat, le Dr Delmas, du 13e d'artillerie, a prodigué ses efforts pour que nos études souffrent le moins possible des exigences du service militaire, et à l'hôpital militaire de Vincennes, M. le médecin-major Lepage nous a familiarisé avec les maladies des yeux en même temps qu'il nous perfectionnait dans l'art de l'auscultation.

Nous avons trouvé dans M. le professeur agrégé Budin un merveilleux professeur d'accouchements, et M. le professeur Tarnier a complété notre instruction sur cette science spéciale.

Le service si bien organisé du professeur Terrier nous a fait comprendre l'importance de l'antisepsie en chirurgie, et nous devons à l'obligeance de son assistant, le Dr Péraire, d'avoir pu y pratiquer les opérations les plus courantes.

M. le Dr Castex nous a initié aux maladies des oreilles, du nez et du larynx.

Dans les hôpitaux du Havre, où n : chefs de service MM. les Dr Courbet, Frottier et Gouy, ont bien voulu nous laisser une assez grande initiative, tout en nous dirigeant par d'excellents conseils, nous avons pu mettre en pratique les enseignements de nos maîtres de Paris. A tous ces maîtres, nous adressons nos plus sincères remerciements.

M. le professeur Potain a bien voulu nous faire le grand honneur d'accepter la présidence de notre thèse. Nous lui en conserverons une profonde reconnaissance.

PREMIÈRE PARTIE

Origine du typhus au Havre.

Au 26 avril 1893, la famille de vagabonds M... entrait à l'hôpital, venant des environs de Gonfreville-l'Orcher, situé à une quinzaine de kilomètres du Havre, non loin du canal maritime de Tancarville. D'autres cas avaient été signalés à Gonfreville dans ce même mois d'avril, par le Dr Renaud (d'Harfleur), cas immédiatement démentis par le médecin des épidémies.

Nous avons reçu dans nos salles trois chiffonniers habitant la rue Martonne, en mai. En juin, entrait au Nouvel-Hôpital un habitant de la rue de Normandie, c'est-à-dire de l'autre extrémité du Havre. Quant à la femme G.., nous ignorons l'endroit d'où elle venait.

Aucun de ces cas ne nous conduisait sur un foyer de contagion, breton ou autre. Les renseignements des médecins exerçant en ville auraient pu nous aider dans cette recherche de l'origine, mais ils ne diagnostiquaient pas une seule fois le typhus dans leur clientèle. Il y était vraisemblablement rare et pris pour de la fièvre typhoïde, l'endémie de fièvre typhoïde éprouvant alors une recrudescence que nous constations également dans les hôpitaux avec nécropsies à l'appui.

Si ces diverses observations ne nous mettent sur la piste d'aucun foyer épidémique antérieur à celui du Havre, il n'en est pas de même de l'observation I. Elle a trait à un soutier de la Compagnie transatlantique, apporté à l'hôpital le jour même où le steamer sur lequel il travaillait, *la Touraine*, rentrait au Havre, venant de New-York. Ce navire, comme tous ceux de cette ligne, exige une semaine pour le chargement et le déchargement et une semaine pour la traversée. Il y avait donc 21 jours au minimum qu'il avait quitté le Havre. A son entrée, J. était au 3e jour de sa maladie. La période d'incubation moyenne étant de dix à douze jours, on voit qu'il aurait été contaminé dès les deux ou trois premiers jours de son arrivée à New-York, c'est-à-dire vers le 28 mars.

Une épidémie existait-elle elle en ce moment à New-York? — Oui. Au mois de décembre 92, cette ville semble avoir été contaminée par le Mexique. Quelques cas dans le Texas auraient servi d'intermédiaire. Nous verrons plus loin à quelle époque se termina cette épidémie de New-York. Il est hors de doute qu'elle y existait encore à la fin de mars.

D'ailleurs le cas de J... n'est pas le premier en date. Notre plus ancien cas intérieur a débuté le 20 mars et a vraisemblablement eu pour cause un cas entré à l'hôpital vers la fin de février.

Si l'origine américaine du cas de J... n'est pas discutable, on peut en induire que des importations de germes typhiques ont pu se produire à plusieurs reprises, et que telle est aussi l'origine du cas initial.

En effet, le Havre est en rapports, pour ainsi dire intimes, avec New-York. Il n'y a guère qu'avec l'Angleterre que les rapports soient aussi intimes. Chaque jour, des navires français, anglais, allemands (Hambourg à New-

York par le Havre, etc.), à voile ou à vapeur partent d'une de ces villes vers l'autre. Il serait bien étonnant que dans le nombre des voyageurs appartenant à toutes les classes de la société, qui ont quitté New-York pendant que le typhus y régnait, quelques-uns n'aient pas emporté le germe de la maladie.

Il ne s'ensuit pas qu'on devait immédiatement constater un foyer secondaire.

En huit jours, les voyageurs contaminés ont traversé l'Atlantique et débarquent, sains en apparence. Ils ont peut-être eux-mêmes contaminé quelqu'un sur le steamer, à cause de la multiplicité des contacts. Les matelots ne se mêlant pas aux passagers sur les lignes qui ont beaucoup de voyageurs, c'est presque sûrement un voyageur qui a été ainsi contaminé secondairement. A la traversée suivante, le steamer peut avoir été peint ou désinfecté et ne plus être dangereux.

En touchant le sol français, les passagers ont la plus grande hâte de retrouver leur foyer. Un train spécial emporte la plupart d'entre eux quelques heures après l'arrivée du paquebot. Ils se dispersent sur la route de Paris et dans toute la France. Si quelques cas de typhus se déclarent, il sont pris pour de la fièvre typhoïde, et pour peu qu'ils soient traités dans un milieu confortable, aucune contagion ne se produit. Les auteurs irlandais ont depuis longtemps remarqué que le typhus des riches n'était pas contagieux ; il n'y a que dans la classe pauvre qu'il se propage. Au Havre, le cas de la religieuse soignée dans sa chambre est resté stérile (et même plusieurs cas soignés dans les salles).

Mais quelques-uns de ces passagers sont des malheureux revenant de New-York parce qu'ils n'ont pas réussi à sortir de leur misère, ou parce que leur femme, leurs enfants ont été emportés par le typhus ou par une autre maladie. Les matelots, sans avoir autant de chances de contagion, peuvent avoir fréquenté des déchargeurs de bateaux ou des quartiers contaminés pendant que le steamer était à quai. Soignés dans un milieu malsain, ces malheureux ou ces matelots y créent un foyer d'infection, surtout si le fait se renouvelle ; la maladie reste plus ou moins long-temps méconnue, mais si le foyer est considérable, tôt ou tard l'éveil est donné. C'est ainsi que nous comprenons le début de l'épidémie du Havre.

Coïncidence remarquable : en avril 1893 également, le Dr Boucher, à Rouen, observait une jeune fille de 22 ans qui avait fait une fièvre typhoïde en 1888 et qui, du 18 avril au 30, présenta les symptômes du typhus. Le Dr Brunon soignait vers la même époque un vieillard qui semblait avoir contracté le typhus à l'Hôtel-Dieu de Rouen. Ces cas ont été les seuls signalés. (Normandie médicale, 1er juin). Avaient-ils pour origine des germes apportés par le même bateau qui ramena J...?

DEUXIÈME PARTIE

Origine américaine de l'épidémie française de 1892-93.

§ 1

En juillet 1892, Neufchâtel et Honfleur étaient contaminés par le typhus, Rouen en septembre 1892. Une nouvelle importation ou une irradiation du foyer de Rouen détermine l'apparition de quelques cas à *Gournay* en novembre, à Et rpagny en décembre. En décembre également, on constate du typhus à *Abbeville* et à *Amiens*.

A partir de ce moment, le rôle des vagabonds dans la dissémination des germes qu'ils recueillent spécialement dans les asiles de nuit et les gîtes de route, où ils se trouvent en contact avec des malheureux revenus d'Amérique, ou avec des convalescents sortis d'hôpitaux contaminés, devient évident. L'arrivée du typhus dans certaines localités coïncide avec l'arrivée de quelques-uns d'entre eux, au point que leurs noms deviennent historiques, tels Ghis et Carld Jean (1). En janvier, *Roubaix* et *Lille*; en février, *Beauvais* sont infectés.

En janvier également, le typhus s'est avancé d'Etrepagny jusqu'à Gisors. En février il est à *Pontoise*, à *Saint-Denis*,

(1) Progrès médical, 22 avril 93.

dans la banlieue de Paris. Les premiers cas soignés dans les hôpitaux de Paris datent du 6 mars, du 10, du 12 et du 14, etc.

Sur la rive gauche de la Seine, il aurait existé à Pont-Audemer, *Evreux* et enfin à *Mantes*, au mois d'avril (date à rapprocher de celle où il était tout près, à Pontoise, en février).

Au mois de juillet, la ville de New-York se trouvait entre deux manifestations épidémiques. En février 1892, y avait éclaté une violente épidémie de typhus. On va voir avec quelle netteté se dégage son origine, tandis que celle de septembre est si vague. Elle était consécutive à l'introduction de juifs expulsés de Russie où, en 1891 et 1892, sévissaient la famine et le typhus (1). « Deux cent cinquante d'entre eux partis d'Odessa, repoussés de Turquie, vinrent à Marseille et s'y embarquèrent le 1er janvier sur le steamer français *Massilia*, qui toucha le 12 janvier 1892 à Gibraltar (2). Pendant la traversée de cette ville à New-York, les israélites se plaignent de la nourriture et trois tombèrent malades. On croit à la fièvre typhoïde, plus tard il fut reconnu qu'ils avaient été touchés par le typhus. Cependant, grâce à l'influence du baron Hirsch et de l'Union de la Charité Israélite, on les laissa débarquer le 30 janvier, dans

(1) Médical Record, 29 mai 1892.

Au Comité consultatif d'hygiène, on signalait la présence du typhus à Beyrouth le 30 janvier, dans la Tripolitaine le 17 avril. en Pologne le 4 avril, que nous supposons aussi due à l'introduction de germes russes transportés par des juifs expulsés. M. Netter, après avoir constaté qu'on ne peut, au moins en France, expliquer le réveil séculaire de l'épidémie par les conditions de misère ou de froid inaccoutumées, l'attribue à l'exaltation de virulence des microbes « et c'est ainsi que le typhus a présenté un réveil épidémique en même temps en Russie, dans la Tripolitaine et à New-York. » C'est possible, mais la dissémination par les juifs expulsés de Russie nous semble mieux satisfaire l'esprit.

(2) Ces deux villes semblent cependant avoir échappé à la contagion.

un état lamentable de saleté, de misère et de débilité. Une partie fut logée dans une maison de la douzième rue... Aussitôt se produisent des cas de typhus parmi les autres locataires de la maison. Un médecin appelé le 8 février, sachant qu'il y avait eu 3 cas de fièvre typhoïde à bord du *Massilia*, porta le même diagnostic. Mais le 11 février, étonné de l'extension que prenait l'épidémie, il prévient le bureau des maladies contagieuses. Le jour même, à onze heures du soir, un médecin de ce bureau visite les malades. Le lendemain, le directeur lui-même du bureau vient et constate 15 cas de typhus en pleine activité. On les envoie à l'hôpital des Quarantaines. Les mères de 4 enfants malades les y accompagnent, puis on désinfecte la maison. En examinant tous les autres émigrants venus de Russie on découvre parmi eux 43 cas de typhus, qu'on envoie au même hôpital. Mais 60 juifs s'étaient déjà disséminés dans la ville et les environs. Le 12 on trouve 11 cas parmi eux ; le 13 : 5 cas, le 15 : 7 cas... On prévient les conseils d'hygiène des 29 villes où ces émigrants s'étaient déjà dispersés et on les fait surveiller. Le 16 on trouve 6 cas à Oakdale (Massachusetts), puis à Valatie (Etat de New-York), à North-Oxfold (Massachusetts), etc... »

Avant l'arrivée du *Massilia* il n'y avait aucun cas à New-York, sauf un cas considéré comme très douteux.

Nous avons cité presque intégralement cet article du *Boston medical and surgical Journal* (Vol. 126, page 173), qui résume admirablement le début de l'épidémie. Immédiatément il suggère cette idée, c'est que si les émigrants, au lieu d'être au nombre de 250, n'avaient été que peu nombreux, le typhus n'aurait probablement pas éclaté avec cette violence. Il y aurait eu une succession de cas peu nombreux qui auraient longtemps échappé aux autorités de

New-York. Imaginons de plus que la traversée soit moins longue, au lieu d'éclater à New-York et d'appeler immédiatement l'attention sur le *Massilia*, le typhus aurait fourni quelques manifestations isolées sur divers points du territoire, comme il en a fourni dans le cas présent à Oakdale, Valatie, Noth-Oxford, etc. Longtemps après seulement, par le passage dans un milieu malsain, prison, asile de nuit, etc., il aurait acquis la virulence que lui ont donnée ici l'encombrement de tant d'individus misérables et porteurs de germes, dans l'entrepont des émigrants qui, comme on sait, est peu confortable, encombrement prolongé pendant une période de 18 jours.

Quand se termine au juste cette épidémie? Ce point est difficile à préciser, car naturellement elle a décru progressivement. A partir de la fin de mars on ne signale plus que de rares cas dans la ville de New-York. Mais le typhus ne poursuivait-il pas sourdement son œuvre, et n'est-ce pas à la réintroduction dans la ville de New-York de germes venus de Russie, promenés pendant plusieurs mois un peu partout en Amérique par des vagabonds, qu'il faut attribuer là nouvelle épidémie signalée officiellement en décembre? Les germes moins virulents pendant l'été, et ne faisant plus que peu de victimes, seraient redevenus virulents à l'automne.

Un fait analogue s'est passé en France. L'épidémie de 1892-93 semble s'éteindre sur un point. Quinze jours après, apparaissent, en un point éloigné du premier et sans relation apparente, deux ou trois cas. En septembre, octobre et novembre 1893, on ne signalait plus d'entrées dans les hôpitaux. Puis du 23 au 25 novembre, cinq cas reparaissaient à Lille. A Châlons, le mois de décembre amenait deux admissions. Des foyers nouveaux se montraient à Paris, à Amiens, à Reims.

Charlier. — 2.

On voit donc qu'il est difficile de déterminer la fin d'une épidémie, aussi bien que le commencement.

Mais quoiqu'il en soit, qu'il y ait eu à New-York deux importations, en janvier 1892 et en décembre 1892, ou qu'il n'y en ait eu qu'une, le typhus n'a guère cessé de régner de janvier 1892 à juin 1893. Grâce à l'obligeance du D'' Bertillon et du personnel de statistique municipale, nous avons pu consulter le Weekly Report of the Health Department of the Feity of New-York. Voici le nombre des cas de typhus que nous y avons relevés. Du 1er janvier 1892 au 6 février, 0 cas ; dans la semaine qui finit le 13 février, 76 cas ; celle qui finit le 20, 25 ; le 27, 22 ; le 5 mars, 30 ; le 12, 12 ; le 19, 2 ; le 26, 0 ; le 2 avril 0 ; le 9, 7 ; le 16, 2 ; le 23, 3 ; le 30, 2 ; le 7 mai, 5 ; le 14, 0 ; le 21, 2 ; le 28, 0 ; le 4 juin, 1 ; le 11, 2 ; le 18, 1 ; le 25, 2 ; le 2 juillet, 2 ; le 9, 0 ; le 16, 3 ; le 23, 2 ; puis aucun cas jusqu'à la semaine qui finit le 3 décembre ; à cette date, 2 cas ; le 10, 3 ; le 17, 0 ; le 24, 1 ; le 31, 12.

En 1893, de janvier au 15 juillet, pas de semaine où on n'en compte plusieurs (92, 26, 16, 30, 45...., etc.). De juillet à août, 0 cas ; en août, 1 cas ; puis plus aucun en 1893.

§ II

La vallée de la Seine a-t-elle pu être infectée par un autre port étranger que New-York ? Nous avouons ne pas avoir fait de longues recherches dans ce sens, l'épidémie importante de New-York et le cas bien constaté de l'importation de germes américains suffisant pour expliquer l'épidémie française. Toutefois, à la date du 18 août 1892, nous relevons l'information suivante dans la *Médecine moderne* : « Actuellement les hôpitaux de Londres contiennent 2786 cas de scarlatine. En y ajoutant la somme des cas de typhus, entérite et diphtérie, on arrive à un total de 3142. » Ce typhus, auquel on fait si discrète allusion, venait-il d'Irlande ou de New-York, depuis quand existait-il, jusqu'à quand dura-t-il, est-il la conséquence de l'endémie londonnienne (1), nous n'avons pu le déterminer, les journaux anglais n'en parlent pas. Il se peut néanmoins que quelques cas venus de Londres aient contribué à la diffusion du typhus en France.

§ III

Voyons à présent si l'endémie bretonne a contribué aussi à l'infection de la vallée de la Seine.

Pour prouver l'origine bretonne du typhus, il faut considérer trois points (Communication de M. le professeur agrégé Netter au Comité consultatif d'hygiène de France, 12 juin 1893) :

1° Prouver qu'il y a en Bretagne des foyers de typhus en activité;

2° Prouver « que le typhus a sévi épidémiquement en Bretagne avant qu'il ait été observé au nord de la France »;

3° Étudier la voie de propagation.

1° Il existe des foyers de typhus en Bretagne. Ce fait est incontestable; mais il importe de bien préciser quelle partie de la Bretagne où on les rencontre. M. Netter cite comme tels, dans le Finistère : Plouigneau et Lanmeur

(1) Dans l'*Annual summary of births, deaths and causes of deaths in London and other great torons*, nous avons constaté que de 1882 à 1892, il n'est pas une année où on ne compte des cas de typhus. En 1890, 11 cas ; en 91, 8 ; en 92,11. Il y aurait donc une forte augmentation en 1893.

(arrondissement de Morlaix), dans les Côtes-du-Nord : Moustoix (arrondissement de Guincamp). Il constate que le département d'Ille-et-Vilaine « est respecté. »

2° M. Netter rapporte de son enquête en Bretagne « la conviction qu'une forte épidémie de typhus a existé, du mois de juin au mois de septembre 1892, dans la commune de Carnoet, non loin de Trébivan. Aucun médecin n'a été appelé. Mais il y a eu une mortalité énorme, frappant surtout les hommes de 40 à 50 ans. La mort survenait en 8 ou 10 jours. Le début de la maladie était brusque, la courbature extrême, le délire presque constant, ordinairement tranquille, quelquefois furieux. Tout le monde était atteint dans la même maison. Il ne paraît y avoir eu ni diarrhée, ni toux, ce qui élimine la fièvre typhoïde ou d'influenza. La première personne malade a été une mendiante, et il se serait écoulé près de 4 semaines entre son décès et le suivant. »

Dans une note, il ajoute que cette épidémie a débuté en décembre 1891 et a eu son maximum en mars. Il y a eu 34 décès. Admettons une mortalité de 22 0/0, puisque Gillet à Riantec prétend avoir relevé une mortalité aussi faible. On en conclut qu'il y a eu, au plus, 154 cas, en l'espace de 9 mois.

Ces constatations sont aussi complètes qu'elles peuvent l'être, quand neuf mois se sont écoulés depuis la fin d'une épidémie et quand on ne peut faire appel à la mémoire d'aucun médecin. Aussi, en dépit de l'existence, constatée cette fois par un docteur pendant qu'elle existait, d'une épidémie qui, commencée en novembre 1890, a duré près de deux ans, à Trégourez, c'est-à-dire non loin de Trébivan, qu'il nous soit permis de dire que la description forcément un peu vague de l'épidémie de Carnoët n'entraîne pas complètement la conviction des lecteurs.

Si on admet que cette épidémie était bien une épidémie de typhus, il y a lieu de s'étonner qu'elle se soit propagée à une partie de la France, tandis que des épidémies bien plus importantes, celle de Riantec (553 cas en 15 mois), celle de Rouissan (165 cas), qui est aux portes de Brest, les nombreuses épidémies rapportées dans la thèse de Martin (Paris, 76), celles de l'île de Molénes (284 cas) ou de l'île de Tudy (84 cas), celle de Trégourez enfin, sont restées sans propagation.

3° Mais examinons directement les faits, et étudions les voies suivies dans la propagation supposée :

a). Voie de terre. — M. Netter a rencontré dans plusieurs hôpitaux des typhiques d'origine bretonne et a acquis la preuve qu'ils avaient été contaminés au sortir de cette province : Il en donne 4 exemples, mais ne cite le lieu précis de la naissance que de 2 de ces 4 bretons : L'un est du Morbihan (Pontivy), l'autre de la Loire-Inférieure (Nantes). Or, le typhus n'est endémique que dans le Finistère et les Côtes-du-Nord.

Peu importe, d'ailleurs. Le point capital est d'examiner l'endroit où ils ont été contaminés. L'un a été contaminé à Séez, dans l'Orne, au début de mars 1893. Un autre dans la Mayenne vers le 20 mars. Un autre a été contaminé à une ou deux étapes d'Angers, sur la route du Mans ; il est entré à Amiens le 31 mars. En défalquant 12 jours, durée maxima de l'incubation, on fait remonter la contamination aux environs du 19 mars. Un autre enfin a été contaminé un peu avant son passage à Meulan, le 20 février.

Or, le département tout entier de l'Ille-et-Vilaine, qui a été respecté, sépare la Mayenne et Angers des Côtes-du-

Nord et du Finistère, où le typhus est endémique. Ces points sont plus éloignés de Guincamp que de Honfleur. Séez (Orne) et Meulan (Seine-et-Oise), sont à une distance encore plus grande du Finistère. Pour ces quatre points il est plus vraisemblable que le typhus leur est venu de Honfleur, ou des autres villes ou villages de la rive gauche qui étaient contaminés vers la fin de 1892. Et la marche serait la suivante : Séez (début de mars); Mayenne (20 mars); environs d'Angers ou du Mans (19 mars), *de la Normandie vers la Bretagne*. Dans une autre direction, Meulan a été contaminé en février, au moment où la Seine-et-Oise connaissait le typhus en plusieurs endroits.

b) Voie de mer. — L'hypothèse de la propagation par le bateau de Morlaix au Havre et à Honfleur est ingénieuse et expliquerait « ce fait, en apparence si étrange, de la route suivie par les propagateurs du typhus, route qui n'est pas celle de Bretagne à Paris (voie de Brest), mais au contraire, de Normandie à Paris (route du Havre). » (Netter).

Ces bateaux existent bien en effet; il existe même d'autres services réguliers, par exemple celui de Saint-Brieuc au Havre. Mais ces lignes ne sont pas très actives. Les bateaux ne partent, s'il nous souvient bien, qu'une fois par semaine, et servent plutôt à transporter des légumes que des voyageurs. Le peu d'activité des relations entre le Havre et la Bretagne est peut-être, d'ailleurs, ce qui a empêché l'hypothèse d'une introduction par cette voie de se vérifier dans toutes les épidémies que nous avons rappelées.

Pour prouver que cette voie a été utilisée par le typhus, il faudrait trouver dans les hôpitaux du Havre ou de Honfleur, ou d'ailleurs, des bretons ayant pris ces bateaux et atteints de typhus. Tandis qu'on a trouvé un cas d'importation de New-York au Havre, qu'on a reconstitué les pérégrinations des vagabonds qui transportent le typhus d'Amiens à Abbeville et à Lille, de Lille à Beauvais et à Paris, qu'on est arrivé, en un mot, à trouver presque partout la personne qui a transporté les germes ; seuls, les bretons qui les auraient transportés hors de Bretagne restent introuvables. Une circonstance rend peu croyable qu'on les trouvera : tous les bateaux venant de Bretagne au Havre font escale à Cherbourg et y déposent parfois quelques-uns de leurs rares voyageurs. Si le bateau avait servi plusieurs fois à déposer au Havre et à Honfleur des gens en incubation de typhus, il y aurait des chances pour qu'il en ait déposé là aussi, sans que cela soit fatal d'ailleurs. Or, la Manche ne figure pas dans la liste des départements visités par le typhus.

Pour tous ces motifs, l'origine bretonne du typhus nous semble une hypothèse ingénieuse, mais que nul fait ne justifie jusqu'à présent.

§ IV

Des germes ont-ils pu venir, par un autre point que par l'ouest, contribuer à l'épidémie de typhus? Oui, car l'un des malades soignés à Lille par le Dr Combemale avait manifestement contracté le typhus dans une colonie mi-partie agricole, mi-partie pénitentiaire, située sur les confins de la Hollande et de la Belgique, où le typhus est endémique. Le premier cas relevé par ce même auteur date du 5 janvier 1893 et a évolué à Roubaix, centre d'attraction pour les vagabonds et les contrebandiers, et peu éloigné de la région à typhus à laquelle nous venons de faire allusion.

L'importation par cette voie est d'ailleurs d'importance

secondaire, puisque Lille a reçu plus tard des germes venus d'Amiens, et surtout puisque les cas de la vallée de la Seine sont beaucoup plus anciens.

En résumé, le rôle capital dans la genèse du typhus en France, pendant les années 1892 et 1893, semble avoir été joué par l'importation américaine. Il n'est pas impossible de plus que quelques importations d'Angleterre et de Belgique aient aidé à l'accroissement de l'épidémie. Au contraire, l'endémie bretonne nous paraît n'y avoir contribué en rien.

L'épidémie de New-York elle-même, de même que probablement celles de Beyrouth, de Pologne, de Tripolitaine était due à l'arrivée des Juifs venus de Russie, où la famine avait donné une allure épidémique au typhus qui n'y disparaît jamais complètement.

TROISIÈME PARTIE.

—

Observations.

Série I. — Cas isolés.

Obs. 1. — Cas extérieur. — Guérison.

J., âgé de 25 ans, habitant rue Edreville, entre le 9 avril 1893 au Pavillon N, lit. n° 11 (service du Dr Boutan. — Obs. communiquée par notre collègue Gratien). Cet homme est employé comme soutier à bord de la *Touraine*. Il a quitté le Havre avec ce bateau lors de son dernier voyage, est resté à New-York avec lui pendant le temps nécessaire au chargement et au déchargement, et est rentré avec lui au port ce 9 avril.

Pendant le retour, il s'est fait porter malade le 6. Il est entré à l'infirmerie comme atteint de bronchite. Il croit qu'il n'y a pas eu d'autre malade que lui pendant la traversée.

On l'a transporté à l'hôpital, dès l'arrivée du navire.

Sa température, le soir de son entrée, atteint 40° 4. Il éprouve de la surdité, des bourdonnements d'oreilles. Il ne peut dormir et souffre de la tête. L'auscultation révèle du catarrhe bronchique. La langue est très chargée, il existe de la constipation. Le visage est légèrement injecté, les yeux brillants. Quelques papules, s'effaçant à la pression, à l'épigastre et vers les aines.

10 avril	39° 6	40° 2.

Mêmes symptômes. Taches très nombreuses envahissant déjà une grande partie du corps.

11	39° 4	39° 6.
12	39° 6	39° 8.

L'exanthème a respecté la face. Quelques-uns de ses éléments ne s'effacent plus complètement à la pression, il reste un point brunâtre.

13   39°   39° 8.

La constipation persiste. On provoque des selles par des lavements et des purgatifs répétés.

14   38°2   38°6

L'exanthème a pâli, une fine desquamation lui succède. Les pétéchies persistent. La céphalalgie des premiers jours a été suivie d'une stupeur très prononcée.

15   37°5   37°2
16 (10° jour) 36°4   36°6
17   36°   36°2
18   35°8   36°5

Il sort guéri.

Discussion. — Parmi les renseignements, que nous tenons du Dr Boutan, au sujet de ce malade, il nous signala tout particulièrement la surdité, qu'il regarde comme un excellent signe du typhus. Les phénomènes typhoïdes étaient très prononcés, l'éruption bien caractéristique, il y avait de la constipation ; la défervescence se produisit rapidement. Tout le tableau qui se déroula à l'hôpital est classique, il n'y a pas lieu d'y insister davantage.

Nous ne savons pas si ce jeune homme présentait quelque prédisposition morbide. Il est peut-être à propos de rappeler que, à bord même des navires les mieux installés, les matelots, empilés dans un entrepont, vivent dans la saleté, l'encombrement, l'air vicié. Beaucoup sont alcooliques et tuberculeux. Voilà qui leur fait payer cher les bienfaits de l'air marin, qu'ils respirent sur le pont, au milieu des travaux de force, par des températures torrides ou glaciales, mais toujours à variations brusques, au milieu du vent ou de la pluie. Les soutiers, qui ont des fonctions des plus pénibles et peuvent rarement monter sur le pont, sont dans des conditions encore plus défavorables. Les passagers de 3me classe sont également dans des conditions éminemment propices à l'éclosion des maladies. Une simple visite à bord d'un transatlantique suffit pour s'en convaincre.

Aussi ne faut-il pas s'étonner que les navires aient de tout temps été les plus puissants agents de diffusion des maladies contagieuses.

Nous avons mis en lumière l'enseignement que l'on peut tirer du cas de J..., qui a manifestement contracté le typhus à New-York et dont la maladie a évolué au Havre.

Obs. II. — Cas isolé. — Décès. — Autopsie.

Service du Docteur Lausiès. (Communiquée par notre collègue Souesmes)

Femme G.., 44 ans, entrée salle Lefébure, lit n° 1, le 11 mai 1893. Elle accuse de la céphalalgie et de la courbature qui l'ont forcée à s'aliter chez elle depuis 3 jours. Temp. axilliaire 40. Sur le ventre et sur les flancs, on remarque quelques taches isolées. La langue est blanche, mais non sèche. Son haleine a une odeur repoussante. Un peu de diarrhée.

Auscultation normale.

12 mai, t. m. : 38° 4 ; t. v. : 40° 2

13 mai, t. m. : 39° 2 ; t. v. : 40° 5

Le nombre des taches augmente toujours. Un certain nombre ont un aspect ecchymotique. Leur siège est le ventre, la région rénale et la région scapulaire. Il y a un commencement de prostration. La diarrhée a cessé.

14 mai, t. m. : 39° 1 ; t. v. : 40° 6

15 mai, t. m. ; 38° 2 ; t. v. : 39° 2

16 mai, t. m. ; 39° ; t. v. : 40°

Les symptômes typhoïdes s'accentuent, la langue est devenue très sèche et rôtie.

17 mai, t. m. : 39° 4 ; t. v. : 39° 5

On constate des eschares au sacrum.

18 mai, t. m. : 38° 2. ;   t. v. : 40° 3

Le 19 mai. L'éruption disparaît. Desquamation sur le ventre, analogue à celle de la rougeole. Phénomènes ataxo-adynamiques.

t. m. ; 38° 5. ;   t. v. : 39° 5

20 mai, t. m. : 38° 5. ;   t. v. : 39° 2

21 mai, t. m. : 38° 4. ;   t. v. : 38° 6

22 mai, t. m. : 38°. ;   t. v. : 38° 7

L'ataxo-adynamie augmente. Décès.

Autopsie. — Les poumons hyperhémiés dans les parties postérieure et inférieure ne renferment pas de tubercules.

Cœur sain, petit. Rate triplée de volume. Foie hypertrophié, gras ; sa capsule est épaissie. Reins normaux. L'intestin n'offre aucune lésion des plaques de Peyer. On trouve seulement un peu de congestion vers le cæcum. Cerveau intact.

Discussion. — Sa courbe thermique présente des oscillations journalières aussi marquées que celles de la fièvre typhoïde ; il y avait de la diarrhée. L'aspect de l'éruption pouvait donc seul, avec l'âge de la malade, pendant la vie, faire pencher la balance en faveur du typhus.

L'autopsie a fourni la preuve irréfutable que ce diagnostic était exact.

La malade semble n'avoir contagionné personne à l'hôpital.

Obs. III. — Cas extérieur. — Guérison.

B... Isaac, 42 ans, ajusteur aux « Forges et chantiers de la Méditerranée », demeurant au Havre, rue de Normandie, entre le 24 juin au pavillon J, puis est envoyé au pavillon N (service du D' Boutan, communiquée par notre collègue Wintrebert). Il semble en être au cinquième jour de sa maladie et se plaint de céphalalgie, vertiges, bourdonnements d'oreilles, surdité. t. m. : 39° 9 ; t. v. : 40° 2. Son corps est couvert d'un exanthème morbilliforme qui épargne le visage. Constipation.

Le 25, t. m. : 39°6; t. v. : 39°1. Quelques taches présentent à leur centre un point rouge sombre que n'efface pas la pression du doigt.

Le 26, t. m. : 39°5; t. v. : 39°2. L'éruption pâlit, mais beaucoup de ses éléments laissent à leur place une ecchymose brunâtre. La prostration, qui commençait les jours précédents, est complète. Langue sèche.

Le 27, t. m. : 38°1; t. v. : 40°2.

Le 28, t. m. : 39° ; t. v. : 38°8. Même état.

Le 29, t. m. : 39°3; t. v. : 39°7.

Le 30, t. m. : 37°3; t. v. : 39°1.

Le 1ᵉʳ juillet, : 37°1; t. v. : 38°5. Amélioration subite du malade.

Le 2, t. m. : 37° ; t. v. : 37°3. (13ᵉ jour).

Le 3, t. m. : 36°5; t. v. : 37°1.

Il sort, complètement rétabli, le 13 juillet.

Discussion. — Nous n'avons pu savoir si le début a été brusque. L'évolution de la maladie a été classique; la prostration ne s'est établie qu'assez tardivement. Nous relevons de grandes oscillations dans la courbe, au 8ᵉ jour et pendant la défervescence qui se termine le 13ᵉ jour; ce qui élimine l'hypothèse de fièvre typhoïde. L'âge du malade la rendait peu vraisemblable à priori.

Ce cas est isolé.

SÉRIE II. — INFIRMIERS, RELIGIEUSES, HOSPITALISÉS.

Obs. IV. — Infirmier. — Guérison.

(Service du Dᵣ Gouy).

L...., 44 ans, a autrefois exercé la profession de garçon boucher. Actuellement, il est infirmier ; il est père de plusieurs enfants. Pas d'alcoolisme, aucune tare physique bien nette ; cependant, il n'est pas vigoureux. Presque tout le poids de service repose sur cet homme très docile et très dévoué.

Depuis le 18 mars, il ressent de la courbature, mais à force d'énergie il continue à travailler. Il s'alite le 20 mars, salle St-Paul, lit n° 2. A ce moment, l'abattement est considérable ; mal de tête violent. Face légèrement injectée. Il n'y a eu ni vomissement, ni diarrhée ; la pression ne provoque ni gargouillement, ni douleur dans la fosse iliaque droite. Langue chargée. Le thermomètre marque 39°8 le soir. On remarque des papules à la partie antérieure des aisselles et sur les mains et quelques sillons entre les doigts. Rien autour de la verge. Malgré ces stigmates de la gale, le malade déclare n'éprouver aucune démangeaison et ne pas se gratter.

Le lendemain, la céphalalgie et la sensation de faiblesse générale s'exagèrent. Temp. matin 38°6, t. vesp. 39°6. On note une tendance à la constipation, qui durera pendant toute la maladie.

Le 22, temp. mat. 38°8, t. vesp. 39°5. Apparition de quelques taches sur les flancs.

Le 23, temp. mat. 38°15, temp. vesp. 38°5. La céphalalgie persiste ; prostration marquée, tremblement de la langue et des mains, soubresauts des tendons. Les taches, plus nombreuses, se trouvent aussi sur la poitrine, dans le dos, sur le haut des cuisses.

Le 24, temp. m. 38°4, t. vesp. 39°. L'éruption ne s'accroît plus. Elle a respecté la face. Elle ressemble à une rougeole discrète ; nous croyons nous rappeler qu'il y eut quelques pétéchies, mais nos notes sont muettes sur ce point.

Le 25, t. m. 38°7, t. v. 39°3.

Le faciès est maintenant tout-à-fait celui d'un typhoïsant. La langue est sèche, moins cependant que chez un typhoïsant. Elle est surtout moins fuligineuse.

Le 26, t. m. 39°1, t. v. 38°2.

Le malade est à peu près sourd. Quand on parvient à attirer son attention par une interpellation brusque, il regarde, puis retombe immédiatement dans sa torpeur, oubliant de répondre. Le pouls est faible. Soif ardente.

Le 27, t. m. : 38°2 ; t. v. : 38°2. L'adynamie augmente toujours. Léger œdème des jambes, un peu d'albumine dans les urines. Les lésions de gale ont peu progressé.

Le 28, t. m. : 38°1 ; t. v. : 37°9. Carphologie. On ne peut plus tirer de réponses du malade qu'avec beaucoup d'insistance.

Le 29 (12° jour), t. m. : 37°2 ; t. v. : 37°5. Il y a de l'amélioration, mais le masque typhique persiste.

Le 30, t. m. : 37°1 ; t. v. : 37°8 La langue n'est plus sèche ; la prostration diminue. On obtient quelques réponses. Le malade ne se plaint pas, il ne souffre pas ; il est encore sourd ; cette surdité durera jusqu'à la fin de sa convalescence.

Le 31, t. m. : 37° ; t. v. : 37°5. La constipation disparaît, sans toutefois faire place à de la diarrhée. Nous trouvons une eschare à la fesse droite.

Le 1er avril, t. m. : 37°2 ; t. v. : 37°5.
Le 2 avril, t. m. : 37°2 ; t. v. : 37°5.

L..., reste à peu près étranger à ce qui se passe autour de lui ; il répond laconiquement. On constate cependant qu'il a complètement perdu la mémoire : ne se souvient pas s'il vient de manger ou non. L'appétit demeure à peu près nul.

Le 3, t. m. : 37° ; t. v. : 37°8.
Le 4, t. m. : 37°4 ; t. v. : 37°6.
Le 5, t. m. : 37°2 ; t. v. : 37°6.

Il commence à se réveiller, et à regarder autour de lui, mais l'affaiblissement intellectuel et la perte de la mémoire frappent son entourage. Il ne demande pas qu'on augmente sa nourriture.

Le 6, t. m. : 37° ; t. v. : 37°8. L'œdème et l'albumine ont disparu.

Le 7, t. m. : 37°2 ; t. v. : 38°. L'amélioration est très lente. L.... ne s'est pas encore levé depuis le début de sa maladie.

On prend pour la dernière fois sa température le 8 au matin. Elle est de 37°. Nous découvrons, ce même jour, qu'il existe, à la fesse gauche, tout près de l'anus, un empâtement assez étendu.

Le 12 se manifeste de la rétention d'urine. Nous pratiquons le cathétérisme, que rend difficile la présence d'un prépuce long et à orifice très étroit. Malgré les précautions antiseptiques les plus minutieuses, l'urine retirée par la sonde, d'abord claire, devient trouble, puis, après quelques jours, franchement purulente. Quand nous arrivons pour sonder le malade, il se met à pleurer, puis se laisse facilement persuader par quelques paroles réconfortantes, et se prête sans résistance à l'opération. Cette scène qui témoigne du caractère enfantin développé par la maladie, se renouvelle à chaque cathétérisme.

Le 16 avril, une large ouverture au bistouri du phlegmon de la fosse ischio-rectale évacue le pus. Huit jours après, la cicatrisation est obtenue, en même que celle de l'eschare de la fesse droite.

Dès l'ouverture du phlegmon, le malade urine seul, sans douleur mais fréquemment ; il vide mal la vessie. L'urine reste trouble.

Malgré les lavages réguliers de la vessie, à la fin de mai il reste encore un léger trouble dans l'urine; nous n'arrivons pas à le faire disparaître et nous abandonnons le traitement. Le malade a une ou deux mictions par nuit, mais il prétend avoir cette habitude depuis longtemps.

Dès que l'état général se relève, les démangeaisons de la gale tourmentent le malade. Les lésions ont pris de l'accroissement, il existe quelques bulles aux mains. Il nous faut d'abord nous contenter d'applications calmantes, puis, dès que les forces le permettent, le traitement classique fait disparaître les lésions scabieuses.

Ce n'est que le 12 juillet, que L.... peut reprendre ses fonctions d'infirmier, conservant quelque peu de surdité et d'obnubilation intellectuelle, et obligé dans le commencement à ménager ses forces physiques.

Discussion. — L'âge de L... le prédisposait plutôt au typhus qu'à la fièvre typhoïde. L'éruption, commencée le 5e jour, rapidement généralisée, ressemble plus à une éruption de rougeole qu'à l'éruption si discrète de la fièvre typhoïde. Malheureusement, n'attachant pas alors une assez grande importance à l'étude de l'éruption, nous n'avons pas noté s'il existait des pétéchies.

La prostration apparut seulement vers le 6e jour, et non dès le début comme dans la dothiénentérie.

La perte de la mémoire, l'obnubilation intellectuelle, la naïveté et la tournure enfantine de ses réflexions et de ses actions, sans être caractéristique du typhus, sont bien dans les attributs de cette maladie. Il en est de même de l'absence de la diarrhée et de la constipation.

Enfin la chute de la température au 12e jour tranche le débat en faveur du typhus, bien que diverses complications empêchent l'état général de se modifier brusquement. Ces différents caractères nous permettent d'établir rétrospectivement le diagnostic.

Nous ne savons pas où Leroy a pris le typhus; mais

en revanche nous le soupçonnons d'avoir contagionné ses camarades.

Obs. V. — Infirmier. — Cas intérieur. — Décès.

D..., infirmier, 42 ans, a fait une fièvre typhoïde vers l'âge de vingt ans. Pas d'alcoolisme.

Depuis plusieurs années, l'hiver lui amène des bronchites qui disparaissent sans laisser de traces. Vers le mois de janvier 1893 seulement, s'installe en permanence une petite toux sèche se produisant le matin. Quelques veinosités se dessinent sur les pommettes. D... sent ses forces diminuer. Pourtant pas d'amaigrissement appréciable, pas de sueurs la nuit, pas d'hémoptysie. L'auscultation plusieurs fois répétée ne révèle qu'une expiration légèrement prolongée aux sommets, sans rudesse. Sonorité normale.

Au milieu de cette santé à peu près satisfaisante, D... est pris le 27 mars, brusquement, de vomissements, courbature, céphalalgie. La température est de 39°, le pouls relativement peu augmenté de fréquence.

Selles normales. Le ventre, non météorisé, est douloureux à la pression, surtout vers la fosse iliaque droite. Visage et conjonctives légèrement injectés. Le malade est soigné dans un grand cabinet attenant à la salle St-Thomas, où il couche habituellement.

Les jours suivants la fièvre augmente, D... se rend compte qu'il est très malade et s'en affecte Il se plaint beaucoup de sa céphalalgie, de sa soif et des vomissements qui se reproduisent Un peu de diarrhée.

Le 5e jour, apparaissent sur les flancs des taches rosées. Leur nombre augmente rapidement : Il y en a dans le dos et sur les bras. Bientôt elles sont remplacées par des points ecchymotiques rapprochés surtout aux reins, aux épaules et aux aines.

Le 7e jour survient de la congestion pulmonaire marquée surtout à gauche et déterminant de la dyspnée. Peu à peu le malade prend l'habitus du typique. Il a un délire doux pendant la nuit et une grande prostration pendant la journée.

Sa courbe de température contient une encoche le 10e jour : De 40° la température tombe à 37° en douze heures, puis elle remonte aussitôt.

Le lendemain, nouvelle défervescence définitive.

Charlier. — 3.

Mais aucune amélioration ne correspond à cet abaissement de température. La marque typhique ne disparaît pas et le malade succombe le 7 avril.

Discussion. — Un fait rend tout d'abord peu vraisemblable l'hypothèse d'une fièvre typhoïde; c'est qu'elle récidive rarement. De plus l'éruption précoce, à transformation pétéchiale, la stupeur qui survient seulement vers le second septenaire, l'encoche dans la couche thermique au 10e jour et surtout la défervescence définitive au 11e jour, forment un ensemble de signes caractéristiques du typhus.

Nous nous occuperons plus loin des relations de ce cas avec les autres cas intérieurs, relations qui d'ailleurs contribuent à faire rejeter l'idée de fièvre typhoïde et admettre celle de typhus.

Obs. VI. — Infirmier. — Décès.

B..., François, âgé de 53 ans, obèse et atteint d'un commencement d'emphysème, mais en somme d'une bonne santé habituelle, s'alite le 4 avril dans la salle St-Thomas, à laquelle il était attaché infirmier.

Déjà, depuis plusieurs jours, il ne se sentait plus valide et se plaignait de douleurs dans les lombes et dans les membres.

A son entrée, la courbature est violente, la céphalalgie de moyenne intensité. La température oscille autour de 39°. Constipation.

Le troisième jour apparaît une éruption, qui 36 heures plus tard, couvre tout le corps moins le visage, les pieds et les mains.

Le malade paraît plus abattu de jour en jour. Au bout d'une semaine, il a le facies typhique. Il perd la notion de ce qui se passe autour de lui. La langue est sèche, les selles rares.

Le 14, on découvre une eschare fessière, et on remarque qu'il n'urine plus. La percussion montre que la vessie contient du liquide. On recourt au cathétérisme depuis ce moment jusqu'au décès. L'urine retirée par la sonde ne présente aucun trouble; elle contient une petite quantité d'albumine.

Le 16, la température redevient normale, mais l'état général ne s'amende pas.

La mort survient dans le coma le 18 avril.

Discussion. — Les quelques points que nous venons d'exposer : âge, courbe de température, éruption, constipation, nous semblent suffisants pour légitimer notre diagnostic. L'autopsie n'a pu être faite, le règlement s'y opposant.

Nous dirons plus loin de qui B... prit le typhus, et à qui il le communiqua.

Obs. VII. — Infirmier. — Guérison.

N... Jules 39 ans, infirmier de la salle St-Thomas, est un grand garçon bien bâti, de tempérament arthritique, Calvitie médiane. Rien à relever dans ses antécédents.

Il prétend qu'avant de cesser son travail, il était déjà malade depuis huit jours, et qu'ayant pris une fois sa température axillaire dans cet intervalle, il a trouvé 40°.

Lorsqu'il s'alite, son abdomen, sa poitrine, son dos, ses bras et ses cuisses portent une éruption rubéoliforme, où l'on trouve très peu d'éléments purpuriques. Elle est bien dessinée, avec de légères élevures, mais elle pâlit très rapidement et a disparu avant la guérison. Une desquamation furfuracée lui succède.

Le 1ᵉʳ jour où nous constatons cet exanthème, 5 avril, la température vespérale est de 40°8. Le malade se plaint d'avoir la tête très lourde, il a soif. L'auscultation montre l'intégrité de l'appareil respiratoire. N... est constipé.

Le 6, t. m. : 39°; t. v. : 39°3. Mêmes symptômes.

L'état général reste satisfaisant.

Le 7, 38°7 ; 39°3.

Le 8 39°1 ; 40°. N... est concentré sur lui même, ne cause pas; ne s'intéresse ni à ses camarades malades, ni à son propre état, mais il n'a pas le masque typhique. Pas de délire nocturne. Selles rares.

Le 9, 39°6 ; 39°9.

Le 10, 39°2 ; 39°.

Le 11, 39°9 ; 38°5.

Le 12, 36°9 ; 37°1. C'est la 12° journée probable de la maladie.

Le 13, 36°2.

N... recouvre rapidement les attributs de la santé, et le 6 mai il reprend son service.

Discussion. — Ce cas s'est montré si bénin, qu'on peut se demander si on a pas eu affaire à de la rougeole. Puisque des épidémies entières de typhus ont été prises pour des épidémies de rougeole, nous pourrions être tombés dans l'erreur contraire. Mais nous n'avons pas vu de catarrhe oculaire, nasal, pharyngien ou bronchique, ni de taches sur le visage et le cou, ce qui serait dans le plan classique de la rougeole. De plus la transformation pétéchiale de l'exanthème, dans les 48 heures qui suivent son apparition, appartient exclusivement au typhus. Or, cette transformation n'a été que partielle, mais elle existe. D'autre part, le cas semble bénin par comparaison avec les autres cas de typhus que nous observions chez ses camarades. Comparé au contraire à des cas de rougeole d'intensité moyenne, il s'en distingue et par la marche de la température et surtout par les symptômes nerveux exceptionnels chez l'adulte en puissance de rougeole.

Il serait superflu d'examiner longuement l'hypothèse d'une fièvre typhoïde. La courbe thermique, la constipation, l'aspect morbilliforme de l'éruption l'écartent suffisamment.

S'il fallait invoquer encore d'autres caractères en faveur de notre diagnostic, nous les trouverions dans l'âge du malade et dans la contagiosité, point que nous examinons plus loin.

Obs. VIII. — Infirmier. Guérison.

L..... Adolphe, âgé de 37 ans, infirmier de la salle St-Thomas (service du D' Gouy), s'alite dans cette même salle, lit n° 8, le 5 avril, au quatrième jour, dit-il, de sa maladie. Cet homme est de petite taille et d'apparence chétive. Sa physionomie présente même le cachet de la sénilité précoce. Déjà, depuis plusieurs jours, il ne s'acquittait plus de sa tâche qu'avec difficulté et nous l'avions engagé à se reposer.

Le 5 au soir, le thermomètre, placé dans l'aisselle, marque 40°7. Il y a eu de la céphalalgie et de l'insomnie les nuits précédentes. Langue saburrale. Constipation.

Sur les flancs, quelques taches rouges semblables à des piqûres de punaises.

Le 6, t. m. : 40°; t. v. : 40°5. De nouvelles taches occupent les aines, le thorax à sa partie antérieure et à sa partie postérieure, les omoplates. La constipation, l'insomnie, la céphalalgie persistent. Des bourdonnements d'oreilles s'y ajoutent.

Le 7, t. m.: 39°; t. v.: 40°1. L'éruption est complète : taches plus petites et plus apparentes que dans la rougeole, à saillie à peine appréciable, distribuées par groupes derrière les omoplates, sur les reins, les flancs, le haut de la poitrine, la partie supérieure des cuisses ; elles ne sont pas confluentes.

Le 8, t. m.: 39°8; t. v.: 39°8. La céphalalgie et l'insomnie fatiguent le malade. Son visage est soucieux ; il est taciturne. La langue, d'abord saburrale, commence à devenir sèche et pointue. Pouls faible. Les taches ont un point central plus foncé.

Le 9, t. m.: 39°8; t. v.: 39°7. L'éruption pâlit, sauf le centre de chaque élément qui devient lie de vin.

Le 10, t. m. : 38°9; t. v. : 39°7. L....., très faible, ne se plaint pas. Toujours de la tendance à la constipation.

Le 11, t. m. : 39°3; t. v. : 40°4. Adynamie complète. Aucune eschare.

Le 12, t. m.: 39°1; t. v.: 39°5.

Le 13, t. m.: 38°8; t. v.: 39°1.

Le 14, t. m.: 38°2; t. v.: 38°6. Même prostration que les jours précédents.

Le 15, t. m.: 37°2; t. v.: 39°7. Rétention d'urine ; cathétérisme.

Le 16 (15° jour présumé de la maladie), t. m.: 37°7; t. v.: 37°2. L'état général du malade s'amende. Moins abattu et capable de ressentir une douleur, il se plaint de la distension de sa vessie, et accuse des douleurs au fondement, avec faux besoins. Cathétérisme de la vessie. Uu énorme abcès péri-anal est la cause de ces phénomènes vésicaux et rectaux.

Le 17, le thermomètre descend à 36°2 le matin et à 36°5 le soir. La rétention d'urine nous oblige de nouveau à passer une sonde.

Le 18, nous incisons largement l'abcès. Aussitôt le cours de l'urine se rétablit. Cicatrisation rapide non suivie de fistule.

L.... peut reprendre ses fonctions d'infirmier au commencement de juin.

Discussion. — Pour éliminer le diagnostic de fièvre typhoïde, nous devons prendre en considération : l'âge du malade; l'évolution des phénomènes nerveux qui aboutissent seulement vers le 8° jour à l'état typhoïde; la forme de la courbe thermique, que caractérisent une défervescence en lysis commencée le 11° jour et terminée le 15°, et une encoche pendant cette défervescence (13° jour, soir : 38°6 ; 14° jour, matin : 37°2 ; soir : 39°7); l'amélioration de l'état général coïncidant avec la chute de la température; l'aspect morbilliforme et pétéchial de l'éruption; enfin, la tendance à la constipation — autant de signes du typhus.

Nous n'insistons pas ici sur la provenance du typhus chez cet infirmier d'une salle contaminée. Nous y reviendrons plus loin.

Obs. IX. — Surveillante. — Décès.

La religieuse surveillante de la salle St-Thomas tousse depuis une pleurésie survenue vers 1886. Elle est maigre, souvent fatiguée le soir, mais remplit ses fonctions régulièrement.

Le 28 avril 1893, elle me dit souffrir d'un point de côté et d'un malaise général. Malgré mes conseils, elle n'interrompt pas son service et ne consent à consulter son médecin que le 30.

Etant soignée dans sa chambre par le Dr Lemercier, médecin honoraire des hôpitaux, nous n'avons pas eu l'occasion de l'observer jour par jour pendant l'évolution de sa maladie.

Elle fut constipée pendant toute sa durée, et eut des taches rosées sur tout le corps, moins le visage. Vers le 7, nous en avons aperçu quelques-unes sur son avant-bras droit ; elles ne s'effaçaient pas à la pression. Mais nous n'avons pas examiné l'éruption dans son ensemble, n'étant pas venu dans un but médical. De plus, malgré une température élevée, elle n'était pas dans la stupeur. Elle se plaignait de bourdonnements d'oreilles, de vertiges quand elle s'asseyait, de céphalalgie, d'une sensation d'épuisement général. Elle avait une soif ardente et de l'empâtement dans la bouche.

Voici les températures qui furent relevées pendant sa maladie :

```
30 avril                       soir  40° 6.
1er mai matin 38° 4 ; soir  39° 9.
 2   »   m.      39°  ;  »   40° 6.
 3   »   m.      39°  ;  »   40°
 4   »   m.      40°  ;  »   40° 6.
 5   »   m.      39° 4;  »   40° 8.
 6   »   m.      39° 4;  »   39° 6.
 7   »   m.      39° 3;  »   40° 6.
 8   »   m.      37° 5;  »   40° 1.
 9 (12e jour) m. 37°  ;  »   37° 5.
10   »   m.      37°  ;  »   37° 8.
11   »   m.      37° 4;  »   37° 8.
12   »   m.      37°  ;  »   38° 8.
13   »   m.      36° 4;  »   37° 3.
```

La convalescence fut pénible: l'appétit restait à peu près nul. Couchée, la malade semblait avoir conservé un certain degré de vigueur; mais dès qu'elle tentait de se mettre sur ses jambes, ou même de s'asseoir sur un fauteuil, le manque de forces apparaissait. Un mois après sa maladie, nous l'apercevions visitant ses anciens malades. Elle se soutenait avec peine au moyen d'une canne et prenait à chaque pas un point d'appui sur les lits ou sur le bras d'une compagne. La voix était faible. Quelques jours après cet effort, elle cracha du sang. Les hémoptysies se renouvelèrent nombreuses et abondantes pendant la semaine suivante. La tuberculose pulmonaire, qu'elle supportait sans trop d'inconvénients depuis sept ans, avait reçu un coup de fouet. La cachexie fit de rapides progrès et la religieuse succomba le 15 septembre 1893.

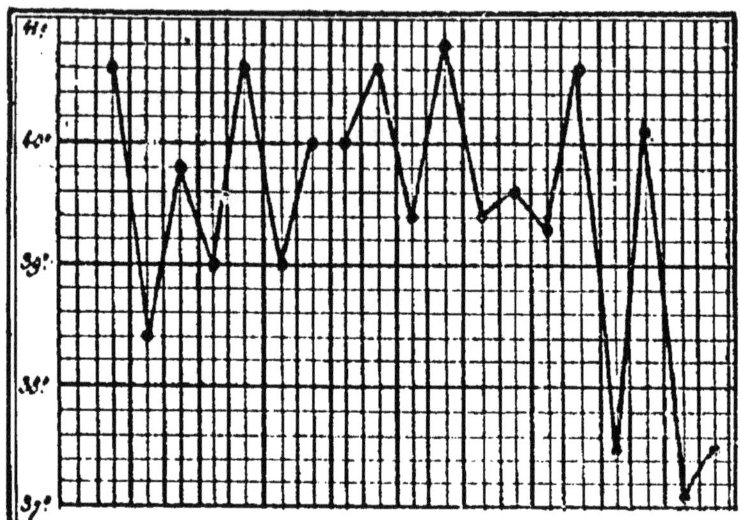

Discussion. — Le Dr Lemercier avait tout d'abord pensé à la fièvre typhoïde. Bientôt, en présence de la persistance de la constipation, de la généralisation et du caractère de l'éruption, de la courbe thermique à encoche au 11e jour et à défervescence au 12e jour, il déclara n'avoir jamais vu de fièvre typhoïde offrir une telle évolution, et sans vouloir se prononcer définitivement, émit l'hypothèse de typhus probable.

On peut aller plus loin et joignant à ces caractères les présomptions tirées de l'âge et de la concomitance des autres cas, nous croyons indiscutable qu'il s'agissait bien encore ici de typhus.

Obs. X.— Malade contagionné dans les salles. — Décès. — Autopsie.

H..., Albert, 48 ans, journalier, entre salle St-Thomas, lit n° 1 (service Dr Gouy), le 27 octobre 1892, pour tuberculose pulmonaire.

L'auscultation révèle des signes cavitaires surtout au sommet droit. L'expectoration se compose de crachats nummulaires. Il survient souvent des sueurs nocturnes, enfin il s'est produit de l'amaigrissement. Cependant le malade mange encore avec plaisir et se promène dans les cours de l'hospice général tous les jours.

Vers le 6 mai, l'administration fait évacuer la salle St-Thomas, en raison des cas dont nous venons de faire la relation (obs. V et IX). On signe l'exeat du plus grand nombre des malades, fait transporter les autres dans la salle St-André. H.... y occupe le lit n° 14. C'est le jour de ce changement, ou le lendemain, qu'il se plaint d'inappétence et de fatigue. Le Dr Courbet, suppléant le Dr Gouy, chef de service, l'ausculte et ne trouve aucune complication pulmonaire. Pas de diarrhée. Nous ne faisons pas prendre la température. Ce jour là H.... ne se lève pas et ne prend qu'un peu de lait et de bouillon.

Les jours suivants, il se plaint de nouveau et continue à ne pas se lever et à ne pas manger. Nous n'y portons pas beaucoup d'attention, croyant à un accès de fièvre lié à la tuberculose; la langue est humide bien que déjà saburrale. Nous ne remarquons pas d'élévation de température appréciable à la main.

Le 11 au matin, nous nous étonnons de trouver la peau brûlante. Céphalalgie. Le malade est abattu, au lieu que la veille il paraissait à peine souffrant. Il n'y a ni coryza, ni larmoiement. Les conjonctives ne sont pas congestionnées.

L'auscultation ne révèle que les lésions de la tuberculose. La angue est sèche, mais encore lrge. Il n'y a ni météorisme, ni diarrhée.

Le découvrant, nous constatons la présence d'une éruption dont l'aspect est celui d'une rougeole de teinte un peu pâle. Elle occupe le ventre, les flancs jusqu'aux aisselles, le dos de la poitrine, les cuisses surtout à leur face interne, les épaules et les reins, la partie externe des bras. Aucune tache sur le cou, ni à la face.

Température vespérale : 39°7.

Le 12 mai, T. M. : 39°6. — T. V. 40°1. L'état général est manifestement plus mauvais que la veille. Le malade est somnolent, il reste étendu immobile sur le dos, la bouche grande ouverte, la langue pointue et fuligineuse, et ne répond que par monosyllabes et d'une voix faible. Soubresaut des tendons. Les yeux sont sans expression et légèrement congestionnés. L'éruption devient déjà purpurique en plusieurs points. Pas de congestion hypostatique.

Le 13 mai, T. M. : 39°7. — T. V. 39°3. Toujours anéantissement général. L'éruption est presque totalement purpurique, surtout derrière les reins et les parties latérales de l'abdomen. On perçoit quelques râles de congestion aux bases des poumons. L'urine, de couleur jaune brun, contient des traces d'albumine. Constipation.

Le 14, T. M. : 39°1. — T. V. 39°7. Le malade est toujours dans la même position que depuis le 12, dans le décubitus dorsal, la bouche grande ouverte, respirant avec bruit, sans connaissance de ce qui l'entoure. La congestion hypostatique est très peu prononcée. Il meurt le 15 mai, vers 5 heures du matin. L'éruption est alors complètement purpurique.

Autopsie. — Des adhérences pleuriales aux deux sommets rendent laborieuse, l'extraction des poumons. Le sommet droit renferme trois cavernes du volume d'une noisette et quelques autres plus petites. A gauche on ne trouve que trois ou quatre cavernules. Il n'y a pas de poussée récente de tuberculose. Les lobes inférieur et moyen en sont indemnes.

La congestion hypostatique est plus considérable dans le poumon droit. Toute la partie des poumons que le décubitus dorsal rend déclive, c'est-à-dire une tranche comprenant le bord postérieur et s'élargissant de plus en plus vers la base, est infiltrée. Partout, elle crépite sous le doigt. Sur une coupe, en prenant le parenchyme, on fait sortir, à la partie supérieure, une écume rosée, plus bas, une écume plus rouge et à la base une écume rouge foncé.

Le cœur ne porte aucune altération appréciable. Le foie se déchire facilement.

La rate pèse 600 grammes et se trouve à l'état de bouillie épaisse. Non loin de la rate, se trouve une petite sphère du volume d'une noix, formée de tissu splénique, congestionné mais non en bouillie.

Les reins, pesant ensemble 350 grammes, ont une coloration terne, et la différence entre la substance corticale et la substance médullaire s'apprécie moins aisément que de coutume. La distribution respective de ces deux substances est normale.

L'estomac n'est pas altéré. Sur le duodénum et dans l'espace d'un mètre sur le commencement du jéjunum, les trois tuniques intestinales sont hyperhémiées. Cette congestion atteint son maximum tout près du pylore et va en diminuant vers le jéjunum. Au-delà, l'intestin est sain. Les plaques de Peyer n'offrent aucune lésion, on les distingue à peine.

Le gros intestin est également sain. Cerveau intact.

Discussion. — La tuberculose chronique n'avait pas cachectisé H..., ses cavernes étaient compatibles avec l'existence.

Parmi les maladies aiguës qui pouvaient intervenir, la phtisie aiguë est écartée par l'absence de phénomènes pulmonaires objectifs, fonctionnels ou relevés par l'autopsie.

Pendant la vie, la fièvre typhoïde pouvait, en dépit de l'âge du sujet, donner le change, à cause du début progressif, presque insidieux (puisque, bien que se passant sous nos yeux, nous l'avions méconnu) et de l'abattement extrême qui survint à partir du cinquième jour. Mais, en négligeant même l'absence de diarrhée, l'éruption permettait de persévérer dans cette erreur.

Dès le 11 mars, on isola le malade dans un coin de la salle, derrière un paravent. Son voisin immédiat était atteint d'une fièvre typhoïde évoluant suivant le mode classique. Chez celui-ci, nous trouvions des taches, au nombre d'une dizaine seulement, du volume d'une grosse tête d'épingle, faisant une légère saillie, rougeâtres, dispa-

— 44 —

raissant complètement à la pression. Chez celui-là, des taches nombreuses, en plaques sur le ventre, les flancs, les épaules et les reins, taches sans saillies, rouge brun, s'effaçant en partie les premiers jours, puis ne s'effaçant plus du tout. La différence sautait ainsi aux yeux immédiatement.

La comparaison se poursuivit jusqu'à l'amphithéâtre, les deux voisins ayant succombé le même jour. Tandis que l'un presentait des plaques de Peyer nettement enflammées et hypertrophiées, l'autre les avait absolument saines et à peine visibles. M. le Dr Courbet lit mettre les deux intestins dans un bocal pour les montrer à ses confrères.

De l'exposé des symptômes cliniques et de l'examen nécropsique, ressort que nous avons eu affaire à un cas de typhus contracté dans la salle St-Thomas, à la faveur d'une débilitation de l'état général créée par la tuberculose. Nous reviendrons plus loin sur les relations de ce cas avec les autres.

Obs. XI. — Infirmier. — Décès.

(Service du Docteur Lausiès. — Observation rédigée à l'aide de notes
fournies par notre ami Souesme, interne du service).

L....., âgé de 45 ans environ, est chargé de l'entretien du dortoir où couchent H.... et B.... (sujets des obs. VII et VIII) ét où il couche lui-même.

Antécédents pathologiques nuls. Aucun indice d'excès alcooliques antérieurs.

Après quelques jours d'inappétence et d'inaptitude au travail, il entre salle Saint-Pierre, lit n° 3, le 28 avril, se plaignant de courbature, de céphalalgie et d'insomnie. Il enchaîne difficilement ses idées, et ses réponses manquent de précision. Constipation, pas de douleur à la pression dans la fosse iliaque droite. Soif vive. Langue saburrale.

Le 29, même état. T. V. 39°3.

Le 30, T. M. 37°5. — T. V. 39°4.

Le 1er mai, T. M. 38°4. — T. V. 36°2.

Apparaissent des taches très nombreuses ressemblant à des morsures de puce, mais un peu saillantes. Leurs dimensions varient de celle d'un grain de mil à celle d'une lentille. Elles ne s'effacent pas complètement sous la pression des doigts. Elles sont abondantes, surtout dans le dos, elles sont confluentes à la partie postérieure des épaules. C'est aux points du corps supportant une pression (par exemple les épaules et les reins, par lesquels tout le poids du corps repose sur le lit) que le caractère ecchymotique apparaît le plus rapidement. A ces endroits, l'aspect est absolument celui du purpura. Il y a un point brun sans aréole inflammatoire autour, et qui persiste malgré la pression des doigts. Sur le ventre, les bras, les cuisses, on voit des taches, mais en ces régions, l'aréole, qui s'efface à la pression, est plus considérable que la partie centrale qui persiste sous les doigts.

Le visage est respecté.

Constipation. La langue n'est pas aussi sèche que dans la fièvre typhoïde. La bouche du malade exhale une odeur de pourri. I..... est taciturne.

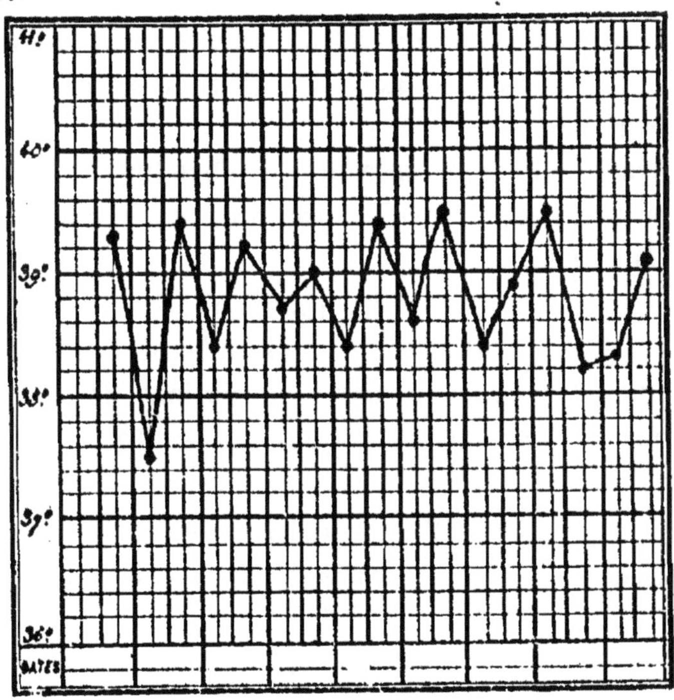

Le 2 mai, t. m. : 38°7 ; t. v. : 39°1.

Le malade devient de plus en plus étranger avec ce qui se passe autour de lui.

Le 3 mai, t. m. : 38°4 ; t. v : 39°4.

Toujours tendance à la constipation.

Le 4 mai, t. m. : 38°6 ; t. v. : 39°5.

Le malade, couché dans le décubitus dorsal, est isolé du monde extérieur. Lui parle-t-on, il ne peut rassembler ses idées et sa langue n'arrive qu'à proférer quelques monosyllabes, elle se dessèche de plus en plus. Soubresauts des tendons.

Le 5 mai, t. m. : 38°4 ; t. v. : 38°9.

Rétention d'urine. On passe une sonde, la sensibilité est si obtuse qu'il ne s'en aperçoit pas.

Le 6 mai, t. m. : 39°5 ; t. v. : 38°2.

Il faut de nouveau recourir à la sonde pour vider la vessie.

Le 7 mai, t. m. : 38°3 ; t. v. : 39°1.

Le cathétérisme est encore nécessaire. L... meurt dans le coma pendant la nuit.

Discussion. — La céphalalgie, l'insomnie, la stupeur ont été d'une intensité extraordinaire. La constipation et l'éruption purpurique généralisée nous éloignent tout à fait de la fièvre typhoïde.

On trouve l'odeur infecte de l'haleine signalée par divers auteurs. La preuve nécropsique nous était interdite par le règlement.

Nous rappelons plus loin, que L.... était dans les conditions les plus favorables pour contracter le typhus, devant non seulement coucher dans le dortoir des infirmiers, mais encore le balayer et le tenir en ordre.

Obs. XII. — Infirmier. — Décès.

(Service du docteur Lausiès. — Rédigée à l'aide des notes de mon collègue Souesme).

P...., chauffeur aux bains de l'hôpital, 40 ans environ, couchant dans le dortoir des infirmiers, entre le 7 mai, salle St-Michel, lit n° 30, au troisième jour semble-t-il, de sa fièvre, se plaignant de courbature, céphalalgie, constipation. La langue est recouverte d'un enduit saburral et son haleine a une odeur désagréable.

Le 7 mai t. v. 40°.

Le 8 » t. m. 39°2, t. v. 40° (4° jour).

Le 9 » même état, t. m. 31°4, t. v. 39°9.

Apparaît une éruption semblable à celle de L..., seulement peut-être un peu moins abondante.

Le 10 mai, t. m. 39°1, t. v. 39°8. On note toujours de la tendance à la constipation, le malade s'affaiblit de jour en jour.

Le 11 mai, t. m. 36°1, t. v. 39°5. Le malade est tout à fait déprimé, sa langue est sèche.

12 mai, t. m. 38°7, t. v. 38°.

Adynamie profonde.

13 mai, t. m. 37°5, t. v. 38°2.

14 » » 37°4, » 38°4.

15 » (11° jour de la maladie), t. m. 37°2, t. m. 37°4.

16 » t. m. 37°, t. v. 37°2.

17 » t. v. 37°.

L'amélioration ne se fait pas sentir au moment de la descente de la température et la mort survient le 17 mai, dans le coma.

Discussion. — Les symptômes typhoïdes, l'aspect de l'éruption, la constipation et la rémission de la température au 11° jour, joints à la concomitance de cas analogues parmi les habitants du dortoir et à l'âge du malade, nous paraissent entraîner le diagnostic de typhus.

Obs. XIII. — Infirmier contagionné au dortoir. — Guérison.

L.... Francis, 21 ans, autrefois électricien, à présent infirmier. Ses antécédents héréditaires et personnels sont nuls, il est d'une bonne santé habituelle. Des taies, suite des maladies de l'enfance et de brûlures plus récentes, ont rendu nécessaires deux iridectomies, dont l'une, par M. le Professeur Panas. Cet homme, infirmier à la salle St-Sauveur (vieillards malades — Service du D' Frottier), est pris le 22 mai, pendant la nuit, de frissons et de vomissements et plusieurs selles diarrhéiques.

Le lendemain il reste couché, courbaturé avec de la céphalalgie et une température assez élevée (39°). Langue blanche.

Le 24, la fièvre est un peu moins forte, pas de stupeur, la température oscille entre 38° et 39°5.

Le 25, les symptômes ne s'amendant pas, on fait passer le malade dans une salle de maladies aiguës (salle St-Maurice).

Le 26, la fièvre et la céphalalgie augmentent, l'insomnie n'a pas cessé. Le malade garde toute sa connaissance.

Tendance à la constipation. Le 27, nulle trace d'éruption, même éta .

Le 28, quelques petites rougeurs vers les aines, si discrètes. qu'on doute de leur existence.

Le 29, l'éruption est un peu plus apparente, peu abondante, mais reste vers les aines.

Le 3o, même état.

Le 31, à la contre-visite, nous constatons que parmi ces taches, il en est deux ou trois qui ne s'effacent pas à la pression du doigt. L'aspect de l'éruption en général est rubéoliforme. Après avoir pris l'avis de notre collègue Souesmes, nous signons le passage d'urgence au Pavillon d'isolement. L'administration refuse son visa.

Le 1er juin, notre chef, indisposé, ne peut se rendre à l'hôpital. L'éruption est bien apparente sur la partie supéro-interne des cuisses, la région inguinale, les flancs : quelques taches dans le dos.

La céphalalgie est très forte, un commencement de stupeur. Langue sèche, un peu de constipation.

Le 2, même état. Pas d'albumine dans les urines. Dès qu'il voit cette éruption, qui s'accroît encore et qui est absolument caractéristique, M. Frottier ordonne le transport à l'isolement.

Après son transport au Pavillon N, son état devient plus grave ; il tombe dans la stupeur, à chaque instant on attend un dénouement fatal.

Puis le quatorzième jour, la défervescence se fait et l'état général s'améliore immédiatement, L...., passe au Pavillon M le 20 juin, et en sort le 7 juillet pour reprendre son travail.

Discussion. — Tout ici répond à la description classique : le début est absolument brusque, puisque L...., qui s'était couché bien portant, se réveille dans la nuit, pris de frissons, vomissements, diarrhée. Aussitôt s'installent la céphalalgie et l'insomnie, bientôt survient de la tendance à la constipation, puis une éruption exanthémo-pétéchiale.

Enfin, au quatorzième, la défervescence confirma le diagnostic.

Nous insisterons plus loin sur les particularités que présente ce cas au point de vue de la contagion.

Obs. XIV. — Vieillard hospitalisé, contagionné dans les salles. Décès. — Autopsie.

Le G...., Philippe, 57 ans, a été admis le 18 mars 1892, salle Saint-Sauveur, lit 39 (quartier des vieillards incurables, service du Dr Frottier). Il ne peut quitter le lit, la cause de son entrée étant une paraplégie, sur la nature de laquelle nous manquons de renseignements.

Depuis son entrée à l'hôpital, son état général était excellent; il était habituellement constipé et n'allait à la selle que deux fois par semaine environ.

Le début de sa maladie fut insidieux. Le G.... ne mangeait pas. La sœur surveillante de la salle sachant qu'il venait d'éprouver une contrariété (discussion de famille), ne s'en inquiétait pas.

Pourtant, huit jours après (au dire de son voisin de lit), comme il commençait à se déprimer, nous sommes appelé à l'examiner. Le thermomètre placé dans l'aisselle marquait 39°4 (6 mai).

Le malade n'accuse pas de céphalalgie, il répond aux questions, quoique difficilement, et avec impatience. La langue est étroite, sèche et comme rôtie; il est constipé suivant son ordinaire. Le ventre est souple. Aucun bruit anormal à l'auscultation.

Le 7 mai T. M. 38°8. T. V. 39°. Deux verres d'eau de Sedlitz n'ont provoqué aucune selle; on en administre une bouteille et on obtient une selle.

La sécheresse de la langue cause de l'embarras de la parole. L'intelligence s'alourdit. Le malade ne peut garder sans aide la position assise. Vertiges et céphalalgie. L'auscultation reste négative. Les conjonctives sont injectées.

Le 8. T. M. 38°8. T. V. 38°. Délire doux, qu'une brusque interpellation interrompt pour un instant.

Quelques taches vers les aines.

Le 9. T. M. 38°8. T. V. 38°4. Mêmes symptômes. Soubresaut des tendons. Rétention d'urine qui va persister et nécessiter jusqu'à la fin l'usage de la sonde. On recueille ainsi une urine jaune brun qui renferme de l'albumine.

Charlier. — 4.

Le 10. T. M. 38°5. T. V. 38°8. On note de l'arythmie dans les pulsations cardiaques ; pas de souffles ni de bruits anormaux.

La respiration revêt un caractère un peu rude sous les clavicules. Il devient difficile de faire boire le malade, il se détourne quand l'infirmier lui offre le verre.

L'éruption a progressé. Actuellement elle rappelle un peu la scarlatine. C'est de la rougeur avec son piqueté plus foncé, il y a des intervalles de peau saine. A la pression l'exanthème s'efface, le pointillé persiste. Les taches ne font pas saillie.

Le 11 mai. T. M. : 38°4. T. V. : 39°. La stupeur est devenue très profonde. Les taches se limitent mieux, elles perdent presque toutes leur aréole et restent représentées uniquement par leur centre, à l'état de pétéchies de 1 à 2 millimètres carrés, distantes de 1 centimètre environ. Il y en a aussi de plus petites et quelques rares atteignent de 2 à 3 millimètres carrés. Peu nombreuses et peu visibles en haut du dos, sauf dans les régions scapulaires, elles deviennent plus nombreuses, plus grosses, plus rouges à mesure qu'elles se rapprochent des fesses. Peu sur la poitrine et sur les bras où on en trouve cependant aux plis du coude et sur le dos de la main. Nombreuses au pli de l'aine, elles diminuent de nombre et d'importance dans le bas des cuisses.

Le 12. T. M. : 39°2. Décédé à 2 heures de l'après-midi.

D'après son voisin, Le G... ne mangeait plus depuis le 29 avril, ce qui placerait le décès après le 14me jour de la maladie. Mais l'éruption, n'ayant commencé que le 8 plus probablement, le 1er jour de maladie est le 3 et par conséquent le décès survient au 9me jour.

Autopsie. — Les poumons sont relativement sains. Il y a des lésions d'emphysème à la partie antérieure et supérieure. Au sommet droit, quelques adhérences pleurales, quelques dépôts crétacés, gros comme des grains de mil, attestent la cicatrisation d'un ancien foyer bacillaire. La partie inférieure et postérieure des poumons est rouge foncé et cette teinte remonte jusqu'à la partie moyenne en se dégradant de bas en haut. Cette gamme du rouge et l'écume que la pression en fait sourdre sur une coupe, témoignent de la congestion hypostatique. Le cœur est petit, mais sans lésions; points d'athérôme au-dessus de l'orifice aortique.

Dans l'intestin, les plaques de Peyer sont absolument intactes; on remarque de légères arborescences vasculaires, sur une étendue de dix centimètres, à la partie moyenne de l'iléon.

Le foie est gras, et déjà une coloration verdâtre indique un commencement de putréfaction à sa face inférieure. Une bile trop épaisse distend la vésicule. La rate atteint le volume du poing. Les reins sont petits mais d'apparence saine. — Encéphale intact.

Discussion. — La température très élevée, avec la rémission de quelques dixièmes seulement (survenant quelques fois le soir), jointe à la stupeur, à la constipation et à l'éruption entraînait forcément le diagnostic de typhus.

Il est superflu d'examiner si la fièvre typhoïde pouvait être mise en cause.

Outre les symptômes que nous venons de rappeler, l'âge du malade la rendrait peu vraisemblable.

L'autopsie étant négative, confirme parfaitement notre diagnostic clinique.

Par quelle voie le germe arriva-t-il jusqu'à sa victime, nous examinerons la question plus loin.

Observation XV. — Infirmier. — Décès.

Ch.., âgé de 49 ans, est infirmier au Pav. M (service du Dr Boutan). Le 6 juillet est pris tout-à-coup de céphalalgie, de courbature, on le couche dans son pavillon, lit n° 18.

La langue est blanche, il n'y a pas de météorisme, constipation.

T. m. 39° 6; t. v. 40° 1.

Le 7 » 38° 8; » 39° 8.

Il n'a pas dormi de la nuit. Il a des rêvasseries pénibles. Il éprouve une sensation d'anéantissement (vertiges, bourdonnements d'oreilles).

Le 8, t. m. 38°6 t. v. 39°9.

Prostration complète. — Toujours constipé. On le transporte au pavillon IV.

Le 9, t. m. 39°2 t, v. 40°2.

Même état.

Le 10, t. m. 38°8 j. v. 39°8.

Apparition d'une éruption qui devient pétéchiale rapidement et couvre tout le corps.

Le 11, t. m. 39°2 t. v. 39°8.

Prostration complète ; carphologie, toujours constipé.

Le 12 : 39°2 : 39°7

Le 13 : 38°6 : 38°2

Même état.

Le 14 : 38° : 38°. Anurie.

Le 15 Juillet : 38°8. L'anurie persiste.

Mort (10° jour de la maladie).

Discussion. — L'âge du malade ne le prédisposait pas à la dothiénentérie.

Les symptômes typhoïdes, joints à la constipation et surtout à l'éruption caractéristique, nous semblent bien suffisants pour légitimer le diagnostic du chef de service, M. Boutan, qui considérait ce cas comme un cas de typhus type. Il importe de remarquer que L...., convalescent, occupait un lit au Pavillon M depuis le 20 juin. Nous y reviendrons plus loin.

CONSIDÉRATIONS SUR LA SÉRIE II

Pour comprendre la série de ricochets qui s'étend de l'observation VI à l'observation XV, où se révèle la contagiosité extrême et absolument caractéristique du typhus, il nous faut rappeler dans quelles conditions vivaient ces victimes. Interne des deux services de MM. Gouy et Frottier, nous étions très bien. placé pour étudier ces conditions,

La vigilance des médecins suffit à faire respecter

l'hygiène, en ce qui touche au régime alimentaire et à l'entretien des malades, à la propreté et à l'aération des salles. Malheureusement, dans les locaux qui échappent à leur surveillance, on constate des négligences surprenantes. C'est ainsi que l'escalier unissant les salles St-Jean (rez-de-chaussée), St-Sauveur (1er étage), St-Thomas (2e étage) et St-Maurice (3me étage) humide, obscur, avec des murs noirs et délabrés, impressionne désagréablement les visiteurs par son mauvais entretien et par son odeur.

A tous les étages, séparant l'escalier des salles, se trouvent des cabinets malpropres, se jetant dans une fosse non cimentée qui n'a certainement pas été vidée depuis 25 ans. C'est probablement à des fissures communiquant avec cette fosse qu'est dû le mauvais état de cette partie de la maison. L'on n'a commencé à remédier à cet inconvénient, en rendant la fosse étanche et en installant des appareils moins primitifs à chaque étage, qu'au mois de juillet 92 (un peu avant l'ouverture de l'Exposition d'hygiène du Havre).

La manière de vivre des infirmiers est aussi peu conforme aux règles de l'hygiène.

Deux pièces contiguës, séparées par une cloison et en communication par une porte, servent de dortoirs à 32 infirmiers, dans un bâtiment dont les autres étages renferment des enfants assistés, d'une quinzaine d'années, attendant un placement, et des vieillards admis à demeure, mais bien portants. Ces pièces mesurent 2m80 de hauteur et 7m50 de largeur. La plus grande mesure 13m80 de longueur, ce qui donne 289 mètres cubes 80. Dix lits se trouvaient, en mars et avril, sur chacun des plus longs côtés et deux sur chacun des plus courts, tous étaient occupés. Donc, chacun des 24 infirmiers de ce premier dortoir disposait de 12 mc 07 d'air.

La plus petite mesure 5^m50 de longueur, ce qui donne 116me 55. Trois lits se trouvaient à ce moment sur chacun de ses côtés de 5^m50 ; deux contre la cloison qui sépare les deux dortoirs : tous étaient occupés Chacun des 8 infirmiers de ce dortoir disposait donc de 14me 57 d'air.

Or, les hygiénistes réclament de 30 à 32me par habitant au minimum (60me dans les ateliers et 80me dans les hôpitaux). De plus, ces dortoirs exigus et où la chaleur était insupportable à ce moment, se trouvaient dans un état de malpropreté dégoûtante. Là, couchaient entre autres les infirmiers de Saint-Thomas (obs. VI, VII, VIII), ceux de Saint-Sauveur (obs. XIII), L....., garçon de dortoir (obs. XI), et P...., garçon des bains (obs. XII).

Nous jugeons inutile de rapporter les dimensions des dortoirs où couchait L.... (obs. IV), puisqu'aucun cas de contagion n'y fut constaté. Mais il est aussi malsain, si ce n'est plus, situé immédiatement sous le toit, dans le même bâtiment que la salle Saint-Paul.

Ces hommes se trouvent de nouveau réunis aux repas. Leur régime culinaire est loin d'être réconfortant ; à de telles enseignes que plusieurs infirmiers sérieux quittèrent l'hôpital, n'y trouvant pas une nourriture suffisante, et leur maigre salaire (0,50 par jour) ne leur permettant pas de s'offrir des suppléments. Ce fait n'est pas isolé. Dans toutes les épidémies, dans tous les hôpitaux, les administrateurs sont obligés d'améliorer le régime du personnel (précaution qui, d'ailleurs, ne fut pas prise dans l'épidémie qui nous occupe); ce qui prouve qu'avec le régime habituel, le personnel ne peut résister aux maladies contagieuses. Cependant, il est exposé à se trouver en leur présence, à chaque instant, même en dehors des grandes épidémies qui appellent sur elles l'attention de la presse politique et secondairement des administrations hospitalières.

Le peu d'avantages accordés par l'administration rendant le recrutement des infirmiers difficile, beaucoup sortent de l'asile de nuit, où ils sont venus échouer après maintes vicissitudes. Ils auraient donc besoin de soins spéciaux pour réparer leur santé compromise par les privations, les maladies, quelquefois par les excès.

Telles sont les conditions dans lesquelles vivaient la plupart des malades de la série II. Pour préciser davantage, nous allons les passer en revue séparément dans l'ordre suivant: l'infirmier de la salle St-Paul (Obs. IV), les infirmiers de la salle St-Thomas (Obs. V, VI, VII, VIII), la sœur de cette même salle, le garçon de dortoir et le baigneur (Obs. XI, XII), l'infirmier de la salle St-Sauveur, celui du pavillon M (Obs. XIII et XV), le malade de la salle St-Thomas (Obs. X), celui de la salle St-Sauveur (Obs. XIII), pour rappeler brièvement le mode de vie de chacun ou leurs tares personnelles ; puis nous rechercherons dans quel ordre se sont produites les contaminations.

Nous rappelons que L... (Obs. IV) n'était pas très vigoureux. Logé et nourri comme nous venons de le dire, il devait se charger de tout l'ouvrage de la salle St-Paul, le restant du personnel de cette salle ayant toujours été remarquable par son insuffisance et sa mauvaise volonté.

Le personnel de la salle St-Thomas travaillait avec bonne volonté, entrain et ensemble. Seulement il était trop restreint, malgré l'aide des malades à peu près valides et complaisants, pour l'entretien de cette grande salle de 45 lits, toujours pleine. Nous nous souvenons, dès que D... fut alité, avoir fait une démarche personnelle auprès de M. le Directeur pour appuyer la demande de la religieuse, réclamant du renfort ou tout au moins des hommes pour combler les vides faits par le typhus. Malheureusement à cette époque aucun infirmier n'était disponible dans les hôpitaux et il n'y avait aucune demande d'emploi. Les infirmiers de St-Thomas, dont quelques-uns ressentaient déjà les prodromes de la maladie, durent en conséquence continuer à se surmener et n'arrêtèrent de travailer qu'à bout de forces.

Parmi eux, le panseur jouissait d'un avantage appréciable sur ses camarades, au point de vue du coucher. Il occupait un grand cabinet servant de magasin situé à une extrémité de la salle. Par contre, nous avons dit qu'il était en puissance de tuberculose au début.

De même la sœur du service, qui vit dans des conditions hygiéniques relativement bonnes, est depuis longtemps tuberculeuse.

Enfin, parmi ceux qui sont soumis à toute la rigueur des règlements administratifs au point de vue du coucher, de la nourriture et du travail, N... seul est vigoureux. B... et L... ont contre eux l'âge ou la sénilité précoce et un certain état de débilité.

En plus de la surveillante, des quatre infirmiers, le personnel de la salle St-Thomas comprend encore un veilleur de nuit.

Seul celui-ci, un vieillard maladif et peu soigneux de sa personne, a été épargné par la contagion. Cependant, aux mauvaises conditions dans lesquelles vivent ses camarades de jour, nous pouvons en ajouter d'autres. Le veilleur ne quitte pas son poste de 8 heures du soir à 5 heures du matin, et souvent, pendant ces neuf heures de garde, il ne quitte pas le malade qui est recommandé à son attention ; tandis que pendant le jour les infirmiers vont et viennent dans tout l'établissement suivant les besoins du service. De plus les salles sont moins bien aérées la nuit. Est-ce une atteinte antérieure ou une immunité naturelle qui ont préservé le veilleur, nous n'avons pu le rechercher.

Le garçon du dortoir et le baigneur (Obs. XI et XII) étaient dans les mêmes conditions que les infirmiers de la salle Saint-Thomas au point de vue de la nourriture et du coucher. Le premier, chargé de balayer et de nettoyer le dortoir, se trouvait plus exposé que tout autre à récolter les germes contenus dans les draps ou dans les poussières. Le second avait un service pénible. Ils ne présentaient aucune tare physique accentuée.

L'infirmier de la salle Saint-Sauveur était jeune et vigoureux. S'il n'était pas plus favorisé que ses camarades de Saint-Thomas au point de vue du coucher, ni de la nourriture, du moins il avait un service moins fatigant (affections chroniques des vieillards).

Nous ne possédons pas de renseignements précis sur le genre de vie des infirmiers du Nouvel-Hôpital. La place n'y manquant pas, on leur a vraisemblablement aménagé de vastes dortoirs. Nous ignorons s'ils sont bien nourris, s'ils sont surmenés et si C... (Obs. XV) en particulier était robuste.

Rien n'empêche de penser que H... (Obs. X), hospitalisé depuis longtemps dans la salle St-Thomas, s'intéressait spécialement aux infirmiers, et allait plus souvent que les autres les examiner dans leur lit. Cette supposition expliquerait pourquoi parmi tant de malades, seul il fut contagionné. La salle une fois évacuée, on ne conserva guère à l'hôpital que les malades condamnés au lit, qui, par conséquent, n'avaient pu approcher des typhiques. Chez aucun d'eux, nous n'avons remarqué d'éruption ni d'autre symptôme suspect. Il est vrai que la maladie a pu évoluer en ville chez plusieurs des malades renvoyés, si le jour de l'évacuation ils étaient en incubation.

Le malade de la salle St-Sauveur (Obs. XIV), n'avait pas quitté le lit depuis plusieurs années. Bien d'autres étaient dans une situation analogue et c'est merveille que le typhus n'ait pas fait le tour de cette salle d'incurables et de vieillards malades.

Voyons dans quel ordre les malheureux dont nous venons d'étudier les chances de contagion se sont transmis le germe :

1° L..., alité le 20 mars, transmet le typhus avant de s'aliter aux quatre infirmiers de St-Thomas qui s'alitent du 27 mars au 5 avril, ou plutôt à l'un d'eux, D.., qui le transmet aux autres.

2° Ces infirmiers transmettent le typhus à la sœur du service, qui s'alite le 30 avril, et à un malade qui s'alite le 11 mai.

3° Ces mêmes infirmiers contagionnent d'autre part deux employés couchant dans leur dortoir, qui s'alitent le 29 avril et le 7 mai.

4° Un troisième infirmier, qui a pris également les germes apportés par les infirmiers de St-Thomas dans le dortoir, les porte sur ses vêtements ou ses mains à un malade de la salle St-Sauveur, dont la maladie débute le 3 mai, et lui-même s'alite le 27 mai.

5° Au début de sa convalescence, cet infirmier contagionné l'infirmier qui le soigne au pavillon M (obs. XV).

Reprenons en détail chacune de ces propositions :

1° Personne dans la famille de L.... qui, habitait Le Havre, ne fut malade ni avant lui, ni au même moment. Nous ne relevons parmi ses camarades aucun cas suspect antérieur au sien. Probablement, c'est dans les malades de sa salle qu'il faut rechercher la cause de son cas. Nous n'y avons, à la vérité, trouvé aucun typhique. Mais un typhique peut avoir succombé rapidement, avant l'établissement d'un diagnostic ferme, être entré au début de sa convalescence ; ou enfin, nous avons assisté à l'évolution de sa maladie, en la considérant comme une fièvre typhoïde, comme il arriva dans le cas de L...., où notre diagnostic est purement rétrospectif. L'origine de cette série nous échappe donc ; nous ne pouvons la rattacher à aucun cas extérieur.

D.... sortait rarement, sa famille habitant Bolbec. Il a vraisemblablement contracté le typhus à l'hôpital. Son cas dérive de celui de L ..., ou bien tous deux ont une origine commune. Evidemment les rapports n'étaient pas intimes entre ces deux infirmiers de deux salles différentes, ne couchant pas dans le même dortoir. Pourtant, ils se rencontraient au réfectoire, et stationnaient parfois ensemble à la lingerie, à la pharmacie, à la cuisine, où les appelaient à la même heure les besoins du service. De tels rapports ont pu exister 10 ou 12 jours avant le début de la maladie de D... (durée classique de la période d'incubation), puisque L... ne s'est alité que le 20 et D... le 27.

B... (obs. VI), qui s'alite le 4 avril, N.... (obs. VII) et La... (obs. VIII), qui s'alitent le 5 avril, avaient avec L... les mêmes rapports que D... (peut-être moins fréquents, car L. . et D... étant premiers infirmiers, tous deux avaient des fonctions un peu différentes de celles des autres infirmiers). Mais L... ne pouvait plus les contagionner à partir du 20, la période d'incubation mesurerait 15 ou 16 jours.

Leurs rapports avec D..., infirmier dans la même salle, étaient plus intimes, et c'est lui qui vraisemblablement a la plus grande part dans la contagion. La durée de l'incubation a pu être de 10 à 12 jours, s'ils ont été contagionnés avant que D... ne s'alite.

2° La sœur s'alite le 30 avril. Or, depuis le 27 mars, elle soignait des typhiques. Les deux cas les plus récents avaient débuté le 5 avril et étaient encore en traitement. Par contagion directe, par les poussières atmosphériques, par les linges ou les hardes, elle était donc menacée de tous côtés.

H..., qui s'alite le 6 mai, avait également habité la salle pendant la durée de tous ces cas. Il n'avait d'ailleurs été le voisin de lit immédiat d'aucun typhique. Une cloison le séparait du cabinet de D... et il ne tombe malade qu'après lui. Six lits le rapprochaient du typhique le plus rapproché. Cependant il peut avoir été atteint par contagion directe, s'il a été serrer la main des infirmiers, ou si on lui a apporté le germe en faisant son lit, etc.

3° Pour expliquer le typhus chez les habitants des dortoirs situés dans le bâtiment des Vieillards et des Enfants Assistés, alors que le reste de l'hôpital était indemne, il faut bien admettre qu'il y arriva par l'intermédiaire de N... (Obs. VII), de B... (Obs. VI), et de La.... (Obs. VIII). La présence de ces trois hommes en incubation dans des dortoirs aussi malsains est une condition suffisante pour y déterminer un foyer d'infection. Les deux premiers couchaient dans le dortoir de 8 lits, le troisième dans celui de 24 lits. Il ne s'agit pas ici de contagion directe, puisque les importateurs ne pénétraient plus dans les dortoirs depuis 23 jours avant que ne s'alite Lem... Il aura récolté le germe dans les poussières, linges, vêtements, etc.; puis ensuite a pu contaminer directement P..., puisque huit jours seulement séparent ces deux cas.

4° C'est pendant l'incubation de Lem.... également, que Lec.... recueillit dans le même dortoir les germes qu'il transporta dans la salle St-Sauveur. D'autres contaminations se seraient vraisemblablement produites, si les dortoirs n'avaient été désinfectés peu après. Lec..., semblable à ces faméliques qui transmettent le typhus sans en être atteints eux-mêmes, contamine L. G... On pourrait imaginer aussi que la contagion s'est faite de la salle St-Thomas à la salle St-Sauveur sans passer par les dortoirs. Ce trajet est possible, mais moins probable, le personnel d'une salle ne pénétrant qu'exceptionnellement dans une autre. Toutefois un infirmier de St-Sauveur pouvait aller voir un infirmier typhique à St-Thomas pour prendre de ses nouvelles et venir aussitôt s'occuper de Le G... Nous doutons qu'il en soit ainsi, n'ayant jamais vu les infirmiers de St-Sauveur autour de leurs camarades malades à St-Thomas. En tous cas, Lec...., infirmier panseur de St-Sauveur, s'occupait plus spécialement que ses collègues des soins à donner aux malades (ses collègues faisaient surtout le gros ouvrage). — Il est donc plus suspect que les autres de leur avoir apporté le germe sur ses vêtements ou ses mains. Et après la mort de Le G... lui-même cesse de jouir de l'immunité et subit l'intoxication de ces germes venus des dortoirs ou des infirmiers malades à St-Thomas ou venus de Le G...

5° Au cours de sa maladie, Lec... est soigné au nouvel Hôpital, d'abord au pavillon N, puis du 20 juin au 7 juillet au pavillon M. Ch..., infirmier de ce dernier pavillon, s'alite le 6 juillet, vraisemblablement contagionné par Lec...

SÉRIE III. — FAMILLE DE CHIFFONNIERS

Obs. XVI. — Chiffonnière. — Guérison.

(Service du docteur Lausiès, communiquée par l'interne M. Souesme)

Femme S .., habitant rue Martonne, N° 11, quarante-deux ans.

Avant son entrée à l'hôpital, salle Lefébure, N° 10, le 3 mai 1893 : elle est déjà malade depuis plusieurs jours (depuis quatre jours environ).

Elle souffre d'une violente céphalalgie. La langue est sèche, l'odeur de l'haleine est repoussante.

Il existe de la constipation.

Elle porte une éruption bien nette dont chaque élément ressemble à une piqûre de puce.

<pre>
        Le 3 :   t. v. 40°
        Le 4 : t. m. 38° 6   t. v. 39° 8
        Le 5 : t. m. 39° 6   90 p.   t. v. 40°   100 pulsat.
</pre>
Subdelerium nocturne. Carphologie.
<pre>
        Le 6 : t. m. 39° 4   80 p.   t. v. 39° 6.   92 p.
</pre>
État typhoïde complet. Langue sèche, odeur repoussante de l'haleine.
<pre>
        Le 7 : t. m. 37° 8   80 p.   t. v. 38° 4.   80 p.
</pre>
Selles toujours assez rares.
<pre>
        Le 8 : t. m. 37° 6   70 p.   t. v. 38°   80 p.
        Le 9 : t. m. 37°   70 p.   t. v. 39°   90 p.
</pre>
Laisse aller sous elle.
<pre>
        Le 10 : t. m. 38   90 p.   t. v. 39°   100 p.
</pre>
L'adynamie et la prostration sont extrêmes. Impossible de la tirer de sa stupeur.
<pre>
        Le 11 : t. m. 38°   90 p.   t. v. 39° 4.   100 p.
        Le 12 : t. m. 37°   70 p.   t. v. 38° 6.   80 p.
        Le 13 : t. m. 37°   38° 6
</pre>
Amélioration évidente. La somnolence se dissipe : sa langue devient humide.
<pre>
        Le 14 : t. m. 37°   t. v. 37° 6.
        Le 15 : t. m. 37°   t. v. 37° 6.
        Le 16 : t. m. 37°   t. v. 37° 8.
</pre>
Survient après la chute de la fièvre une parotidite suppurée, qui retarde un peu le rétablissement de la santé.

Obs. XVII. — Chiffonnière. — Guérison.

Femme V..., Angèle, 26 ans, demeurant rue Martonne, 11, Havre. Assez faible de constitution, bien que n'ayant fait aucune grande maladie. Entrée salle Leclerc, lit n° 5, le 13 mai 93.

Elle a éprouvé quelques frissonnements trois jours avant et tient le lit depuis. Elle se plaint de courbature et céphalalgie.

Elle a un peu de diarrhée verdâtre. Fièvre vive. On pense à une fièvre typhoïde.

Le 16, quelques taches rosées apparaissent sur les parties latérales de l'abdomen. En présence de l'importance que prend cette éruption qui, en 48 heures, couvre le ventre, le dos, les flancs et remonte vers les aisselles et devient pétéchiale, le Dr Frottier envoie la malade, le 20 mai, à l'isolement (Pav. O, N° 1, Dr Boutan). Au moment où elle arrive au nouvel hôpital, la prostration qui a augmenté progressivement est complète. T. vesp. 38°7.

21 mai	38°3 — 38°7
22 mai	37°4 — 38°8
23 mai (13° jour environ)	37° — 37°4.

De très grave, son état est devenu tout-à-coup satisfaisant.

24 mai	36°8 — 36°2
25 mai	36°6 — 37°
Le 31 mai	36°6

Pendant la convalescence, chute de cheveux.

Sort de l'hôpital vers le 16 juin.

Obs. XVIII. Chiffonnier. — Guérison.

L..., Louis, 47 ans, demeurant 11, rue Martonne. A son entrée, le 15 mai 93, salle St-Maurice, lit n° 18 (Service du Dr Frottier), il n'est encore qu'au 2° jour de sa maladie. Il éprouve de la céphalalgie et de la courbature. Sa face et ses conjonctives sont hyperhémiées. La langue est élargie sans être sèche. Diarrhée séreuse; pas de douleur dans la fosse iliaque droite.

Le lendemain déjà, on aperçoit quelques taches sur le ventre. Les jours suivants elles augmentent de nombre et de dimensions et occupent le tronc dans ses parties antérieures et postérieures, les cuisses, les avant-bras, 48 heures après l'apparition des premières taches, elles commencent à subir la transformation pétéchiale aux aines, aux aisselles et surtout à la partie supérieure du dos.

En même temps, l'intelligence s'obnubile. Il cesse de s'intéresser à ce qui se passe autour de lui. Le 20 on le fait passer au pavillon d'isolement N, lit n° 3. Le soir la température atteint 38°8.

Le 21 t. m. 37°7 t. v. 38°8
    22 — 37°5 — 38°3. Stupeur complète.
    23 — 37°» — 36°8 (10° jour ?)
    24 — 36°9 — 36°4
    25 — 36°3 — 36°4

Toutes les fonctions reprennent leur activité, mais la naïveté et le caractère enfantin de ses réflexions montrent que le système nerveux a reçu une rude atteinte. Dans les derniers jours de son séjour à l'hôpital, il n'avait pas encore toute sa vigueur. Elle mit quelque temps à revenir. Il quitte l'hôpital le même jour que sa belle-fille, vers le 16 juin.

CONSIDÉRATIONS SUR LA SÉRIE III

Le milieu où vivait la famille Levasseur réalisait bien les conditions, qui, d'après les auteurs, favorisent l'apparition du typhus. Depuis quelque temps, on avait entrepris l'assainissement de leur quartier, l'un des plus vieux du Havre. Une partie de la rue Martonne et plusieurs rues voisines étaient abattues, quand nous avons été visiter ces gens, après leur sortie de l'hôpital. Mais, une espèce de boyau, d'une vingtaine de mètres de longueur, sans air ni lumière, sinon sans odeur, bordé de hautes et vieilles maisons, n'avait pas encore été atteint par la pioche des démolisseurs. On y voyait plusieurs boutiques de fripiers et de chiffonniers et dans l'une d'elles habitait cette famille. Le rez-de-chaussée, sorte de hangar où de la terre battue fait office de parquet, renferme des objets de rebut et sert d'atelier.

La femme et sa fille y trient des chiffons achetés tout lavés par l'homme et les empilent ensuite dans les coins

Le logement est au premier, au-dessus de l'atelier. Il comprend deux chambres, séparées par une cloison, d'une superficie totale d'environ 36 mètres carrés. Il n'y a pas encombrement, mais plutôt manque de lumière, d'air, méphétisme. Nous n'avons découvert aucun cas dans le voisinage.

De ces trois personnes vivant ensemble, la première a été soignée à domicile par les deux autres pendant quelques jours; puis ceux-ci se sont eux-mêmes sentis malades après une dizaine de jours. Tout le voisinage, ému de cette évidente contagion, les abandonna, sauf une jeune femme qui continua à les soigner jusqu'à leur transport à l'hôpital, tout en ayant la conviction qu'elle s'exposait à une contagion presque certaine (à laquelle elle échappa par miracle).

Voilà qui peut déjà faire hésiter à reconnaître la dothiénentérie dont la contagiosité par l'air est si faible, ordinairement.

Il est vrai que ces personnes usaient forcément de la même eau et des mêmes aliments, mais, même dans ces cas, il est rare que les victimes se succèdent aussi rapidement.

D'ailleurs, la marche seule de la maladie, sa courte durée, jointe aux phénomènes typhoïdes tardifs et à l'exanthème pétéchial, suffirent pour faire reconnaître le typhus par MM. Frottier, Boutan et Courbet, chez deux de ces malades. M. Lauslés refusa de l'admettre chez la femme Levasseur.

Signalons comme particularités, le trouble passager dans les fonctions cérébrales de Levasseur, la parotidite suppurée de la convalescence de M. Levasseur et la chute des cheveux chez Mᵉ Vasse. La présence de Mᵉ Vasse à l'hôpital explique le cas de la femme Petitpas, infirmière au pavillon N.

Au cas de M. Levasseur ne s'en rattache aucun autre en dehors de sa famille.

SÉRIE IV. — FAMILLE DE VAGABONDS.

Obs. XIX. — Vagabond. — Guérison.

M..., 40 ans environ, est un vagabond de Gonfreville-l'Orcher, qui erre avec ses trois petits garçons, s'arrêtant parfois dans un village pour y travailler quelques jours, mais ne trouvant nulle part d'occupation durable. Il est souffrant depuis 22 jours avant son entrée, mais avait pu continuer à marcher et à manger un peu. Depuis 4 jours seulement, le mal de tête est devenu très fort. M... se sent à bout de forces et ne peut continuer son chemin. Après un échange de télégrammes entre le Maire de l'endroit, le Sous-Préfet et le Directeur de l'hôpital, il est admis au Havre, à l'hôpital, salle St..., lit N° 9 (service du Dr Frottier), le 26 avril.

Temp. 40°2. — Il répond encore facilement à l'interrogation. La face est congestionnée, les yeux injectés. Une éruption couvre tout le corps, ventre, thorax, bras, jambes. Elle ne ressemble ni à la rougeole, ni à la scarlatine, ni à la fièvre typhoïde. Ce sont de petites taches rouge-pâle, non purpuriques, sans saillie, rapprochées les unes des autres. La pression du doigt les efface momentanément. Au bout de deux ou trois jours, tout a disparu, il reste quelques pétéchies minuscules, isolées, difficiles à apercevoir. La langue n'est pas sèche, il n'y a pas de diarrhée, l'innappétence n'est pas complète, car il réclame de la nourriture. A son arrivée la gorge est normale, le pouls en plein rapide, rien au cœur, congestion notable à la base du poumon gauche, râles fins aux deux temps.

Le 27, le malade est plus abattu. Il ne demande plus à manger. Une selle.

T. m., 40°; soir, 40°1.

Le 28, t. m., 39°8; soir, 40°6.

L'état typhoïde augmente.

Le 29, 38°5 — 38°4.

Le 30, 37°5 — 37°.

Même état général.

Le 1er mai, 37°5 — 38°.

Légère détente, tendance à la constipation.

Le 2, 37°2 — 38°3.

L'amélioration s'accentue.

Le malade éprouve un sentiment de bien-être. Il a faim.

Le 15 il gagne d'un autre malade un érysipèle à la face, le soir il a 38°6. Cet érysipèle guérit rapidement et les forces reviennent sans retard.

Obs. XX, XXI, XXII. — Les trois fils du précédent. — Guérison.

(Service du Dr Dugardin. Communiquées par son interne, M. Deronde)

Au dire de notre collègue les trois enfants présentaient à leur entrée une éruption simulant la rougeole, où on ne rechercha pas les pétéchies. Aucune angine. Rien à la face. L'éruption s'efface après quelques jours; et les enfants, qui n'avaient pas éprouvé de phénomènes généraux graves, rentrent immédiatement dans l'état de santé.

Feuilles de température.

XX. — Salle 1, lit n° 7, 26 avril, 39°.

27 —	38°3 —	39°.
28 —	38°4 —	38°.
29 —	38° —	37°5.
30 —	37° —	37°2.
1er mai,	37° —	37°2.

XXI. — Salle n° 1, lit n° 12.

Le 26 avril,		38°4.
27 —	38° —	39°4.
28 —	37°8 —	38°8.
29 —	38°2 —	39°.
30 —	38° —	39°2.
1er mai,	39° —	38°8.
2 —	38° —	38°.

```
3    —    38°  — 39°2.
4    —    38°  — 38°8.
5    —    37°  — 37°.
```

L'apyrexie continue.

XXII. — Salle n° 1, lit n° 6.

```
Le 26 avril,          38°8.
27  —   38°  — 39°.
28  —   37°8 — 39°.
29  —   38°4 — 89°.
30  —   37°4 — 38°2.
1er mai, 37°  — 38°.
```

L'apyrexie continue.

CONSIDÉRATIONS SUR LA SÉRIE IV

Un vagabond entre au 5° jour de sa maladie porteur d'une éruption qui respecte le visage, sans lésions du pharynx. Pendant tout son séjour à l'hôpital il a de la tendance à la constipation. Le 2° septenaire est caractérisé par une grande prostration, enfin au 13° jour il entre en convalescence.

Peut-on porter un autre diagnostic que celui de typhus? Les fièvres éruptives sont éliminées puisque le visage et le pharynx sont intacts.

Le jour de son entrée il pouvait y avoir de l'hésitation avec la fièvre typhoïde. Personne ne nia son éruption, elle était défigurée par un état ichtyosique de la peau. On en fit une éruption banale produite par des toxines soit alimentaires soit d'origine microbienne indéterminée et on porta le diagnostic de fièvre typhoïde probable avec congestion pulmonaire secondaire. Pouvait-on le maintenir après l'évolution de la maladie? Non. Une fièvre typhoïde dure au moins 3 septenaires. Le fébricule ne s'accompagne pas des symptômes généraux que nous avons constatés,

Dans aucun cas, ils débuteraient dans le 2e septenaire. Le développement d'une congestion pulmonaire ne suffirait pas à les développer.

Quant à la congestion pulmonaire primitive, les signes physiques et les symptômes généraux l'éliminaient d'emblée.

Le cas du père d'une part, d'autre part celui de deux infirmières de la salle n° 1 ne permettent pas de méconnaître le typhus chez les petits N.... Objectivement d'ailleurs les symptômes étaient peu caractéristiques. Leur peu d'intensité tient à la résistance particulière des enfants au typhus.

Série V. Infirmières.

Observation XXIII. — Infirmière veilleuse contagionnée dans les salles. — Décès.

R..., femme Deb.., 47 ans, veilleuse à la salle des petits garçons (salle n° 1), se trouve un peu mal en train depuis le 14 mai, et vient nous consulter le 17, réclamant non pas un lit, mais une purgation ou une potion. Elle attribue son malaise et une douleur qu'elle ressent à la base droite du thorax à une chute dans un escalier survenue le 10.

Elle n'est nullement abattue, cause avec facilité et même avec une certaine prolixité; pas de mal de tête. Cependant la peau est chaude et le pouls fréquent ; les conjonctives légèrement injectées.

L'auscultation ne décèle aucun désordre de l'appareil circulatoire ni dans l'appareil respiratoire. Pas de symptômes abdominaux.

Nous faisons coucher immédiatement cette femme à la salle Leclerc, lit n° 8. Le soir, le thermomètre marque 39° 2. Le ventre est souple. Nous remarquons que le pénil, les grandes lèvres, les aisselles sont absolument glabres. Le 18, t. m. 39° ; t. v. 39° 4.

La femme continue à dire qu'elle n'est pas malade, qu'elle ne souffre nulle part, qu'elle n'éprouve qu'un peu de fatigue, et qu'elle pense pouvoir reprendre son service après quelques jours de repos.

Le 19 : 39° 7 ; 39° 5. Même état.

Le 20. Quelques taches rosées apparaissent sur les flancs. Elle commence à s'intéresser beaucoup moins à ce qui se passe autour d'elle. Selles normales ; 39° 4 ; 38°.

Le 21, augmentation du nombre des taches ; la malade est concentrée sur elle-même. Langue collant au doigt.

T. m. 39° ; t. v. 38° 6. Urines normales.

Le 22 les taches augmentent encore de nombre. Elles ne sont pas très larges ni très confluentes. Elles occupent les aines, le ventre, les flancs ; il y en a très peu dans le dos.

38° 2 : 38° 8.

La malade est absolument dans un état typhoïde. Le 23 seulement on constate bien nettement que quelques-unes des taches ne disparaissent pas à la pression. La malade est très faible.

T. m. 36° 5 ; le soir, 40° 5 ; il n'y a eu ni hémorrhagie intestinale, ni aucune autre complication. Décès à 11 heures du soir.

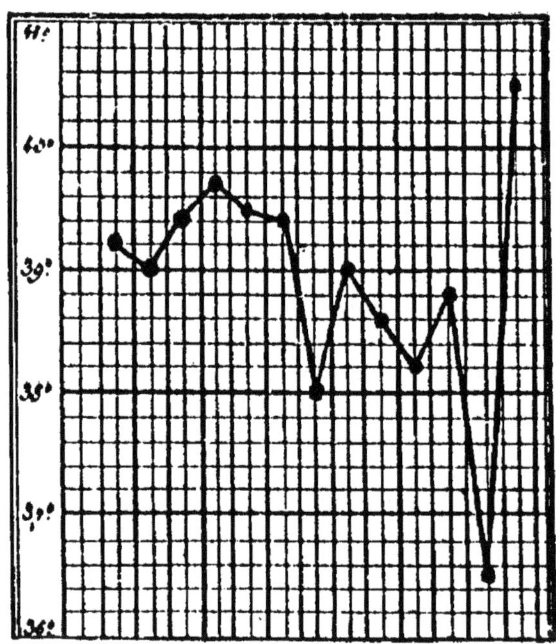

Discussion. — Nous avons eu affaire à un cas de typhus et non pas à un cas de fièvre typhoïde. Les symptômes généraux sont les mêmes dans les deux maladies. Cependant, la prostration n'est survenue qu'au deuxième septénaire, c'est-à-dire plus tard que dans la dothiénentérie ; auparavant, il n'y avait eu qu'un peu de malaise, pas de courbature bien franche.

La courbe de température ne rappelle pas celle d'une fièvre typhoïde, qui serait plus régulière, puisqu'il n'y a eu aucune complication, et qui montrerait des rémissions matinales plus prononcées. Ici, les températures du matin dépassent souvent celles du soir, où la différence est de quelques dixièmes de degré. Le dernier jour de la maladie, on remarque une encoche tout-à-fait incompréhensible dans une fièvre typhoïde et qui cadre avec l'idée de typhus.

L'éruption apparaît le sixième jour ; elle devient plus abondante que dans la fièvre typhoïde, mais n'acquiert vraiment sa caractéristique, les pétéchies, que le dernier jour.

Observation XXIV. — Infirmière. — Guérison.

(Communiquée par notre confrère Deronde.)

D..., 14 ans, infirmière à la salle des petits garçons (Salle n° 1, service de M. Dujardin), est de constitution assez robuste, et jouit ordinairement d'une bonne santé.

Le 20 mai elle présente quelques signes d'embarras gastrique fébrile ; température vespérale, 38° ; prescription : purgatif et repos au lit.

Le 21, elle se plaint surtout de céphalée ; on ne constate ni douleur, ni gargouillement dans la fosse iliaque droite ; la langue est saburrale. — Prescription : Antipyrine.

Le 22, même état, 37°2 — 39°2 ; pas de selles.

Le 23, la céphalée s'accentue encore, elle est surtout frontale. Il y a eu de l'insomnie, le ventre n'est pas sensible à la pression. Pas de selles comme la veille. Quelques taches sur le ventre si peu accentuées qu'on ose à peine en affirmer l'existence. Transpiration. Température : matin, 39°1 ; soir, 39°4.

Le 24, même état, les taches deviennent plus distinctes et plus nombreuses. Langue rôtie. Température : matin, 39°4, soir, 39°6.

Le 25, les taches occupent l'abdomen, les cuisses, le dos, les bras, elles s'effacent en général par la pression, sont assez larges et simulent parfaitement une éruption de rougeole. Quelques taches surtout dans le dos ne s'effacent pas à la pression. Le centre, qui est un peu plus foncé, persiste ; son aréole seule disparaît momentanément.

Pas d'injection des conjonctives, le soir cependant la conjonctive droite est légèrement rouge. Dans la nuit, il s'est produit plusieurs évacuations alvines abondantes, liquides, jaunes, fétides. La malade accuse un peu de douleur à la pression, dans la fosse iliaque gauche et on y provoque facilement un bruit de gargouillement. Langue sèche, rôtie, soif vive, céphalée interne. Thermomètre : matin, 39°4 ; soir, 40°.

On transporte la malade au pavillon O, n° 43 (service d'isolement du D' Boutan). La salle n° 2, où elle occupait le lit 36, est évacuée immédiatement et désinfectée. Aucun cas suspect ne se présente parmi les personnes qui y avaient séjourné en la compagnie de cette infirmière.

Le 26 la malade s'intéresse encore à ce qui passe autour d'elle, son transport au Nouvel Hôpital lui a causé beaucoup de chagrin. Constipée. Son éruption ressemble encore à celle de la rougeole sur les parties antérieures du corps, mais elle est devenue pétéchiale, là où elle a subi la pression du corps, c'est-à-dire sur les épaules et le dos. On ne trouve presque plus de taches dans le dos que puisse effacer momentanément la pression ; sur le ventre, un certain nombre s'effacent encore.

Thermomètre : matin : 39°8, soir 40°2.

Le 27   t. matin 39°6   soir 39°9   Aucune tache ne disparaît plus à la pression.

Le 28   t. matin 39°5   soir 40°1.

La malade présente maintenant un faciès typhoïde — Exanthème purement pétéchial.

Le 29   t matin 39°7   soir 40°4.

Elle est de plus en plus abattue — Constipation.

Le 30   t. matin 38°8   soir 39°3.

Le 31   t. matin 38°8   soir 40°.

Le 1er Juin t. matin 39°4   soir 40° L'adynamie est très marquée.

Le 2   t. matin 39°   soir 39°2.

Le 3   t. matin 38°.   soir 38° 2.
Le 4   t. matin 37° 9   soir 38° 4.
Le 5   t. matin 36° 8   soir 34° 2.

Nous sommes au 17ᵉ jour de la maladie. Cette défervescence correspond à une amélioration évidente de l'état général. Désormais la température ne remonte plus.

Discussion. — Cette observation est particulièrement intéressante, car, grâce au zèle de l'interne, nous avons pu assister, pour ainsi dire heure par heure, à la première partie de la maladie. Elle est bien conforme au tableau classique. Il suffit de rappeler ses points saillants sans nous attarder au diagnostic différentiel.

Jusqu'au 20 mai, la santé aurait été parfaite. Le 20, apparaissent des signes d'embarras gastrique et le soir le thermomètre marque 38°. Nous ne possédons pas les températures relevées les jours suivants, mais nous pensons que nous n'en sommes encore qu'à la période prodromique, et que la fièvre ne devient continue qu'à partir du 22, car le 22 au matin on trouve 37°2.

Si nous admettons au contraire que la fièvre fût continue à partir du 20, la température de 37°2, le 22 au matin, indique la courbe dans une des encoches si fréquentes dans le typhus. Le soir même, on a 39°2, puis la courbe, avec des oscillations journalières presque nulles, arrive lentement à 40°. Il y a une sorte de plateau le 30 ; au moment des symptômes généraux les plus graves, nouvelle encoche ; enfin, la défervescence commence le 14ᵐᵉ jour et se termine le 17ᵐᵉ (dans l'hypothèse qui accorde la plus longue durée de la maladie, en prenant le 20 comme 1ᵉʳ jour).

Les symptômes d'embarras gastrique avec constipation des premiers jours augmentent rapidement d'intensité, mais nous n'arrivons à la période de prostration que pendant le 2ᵐᵉ septenaire.

La dépression nerveuse se dissipe à la défervescence.

L'exanthème apparu le 5ᵐᵒ jour, d'abord rubéoliforme, prend par la suite un aspect pétéchial typique et est suivi d'une desquamation furfuracée.

Les symptômes du début avaient fait accepter le diagnostic de typhus par le docteur Dugardin, chef du service des enfants ; ceux de la période d'état et de. défervescence se firent conserver par le docteur Boutan, chef du service d'isolement.

Ce cas, survenu le 20 mai, est (tout comme celui de la femme D..., veilleuse de la salle nᵒ 1) le résultat de la présence des petits M... qui entrent dans la salle nᵒ 1 (où D... était infirmière) le 26 avril et y séjournent jusqu'à la fin de mai. D... entre au pavillon N le 26 mai et y séjourne jusqu'à fin juin, contribuant ainsi à contaminer une infirmière de ce pavillon, la femme P. P. (obs. XXVII), qui tomba malade le 25 juin.

Obs. XXV. — Infirmière. — Décès.

J. Louise, 40 ans, née au Havre, infirmière veilleuse.

Le 20 mai elle se plaint de céphalalgie, de courbature, de soif ardente. T. 40°. Bien que très fatiguée depuis quelques jours, elle a fait son service jusqu'au moment de ce premier examen sommaire ; elle n'est pas encore couchée, je remets au lendemain la recherche d'une éruption possible. Le lendemain 21, je vois en effet une éruption de petites taches, dont quelques-unes ne s'effacent pas complètement à la pression et qui occupent les aines et les parties latérales du ventre. Langue sale, diarrhée verdâtre, insomnie. Puis l'éruption gagne en étendue et devient plus foncée.

Le 23 on transporte la malade au Pavillon O, service de M. le Dʳ Boutan (isolément) ; température vespérale, 40°.

Le 24 t. m. 39°4 t. s. 38°6. Stupeur complète. Diarrhée jaune.

25	—	38°2	—	38°9.
26	—	38°6	—	39°.
27	—	38°5	—	39°1.

28 — 37·3 — 38·6.

29 — 38·4 — 38·8.

On s'attend à la mort d'un moment à l'autre, la dépression est très marquée.

Le 30 t. m. 38·8 t. s. 38·6.

31 — 37· — 36·9.

Cette défervescence survient donc au 15· jour. Le tronc, les cuisses et les bras semblent tatoués. L'état général s'améliore, mais la faiblesse reste très grande.

Le 1ᵉʳ juin 36·8 t. s. 37·.

2 — 36·5 — 37·6.

6 — 36·3 — 37·.

La malade paraît en bonne voie malgré la faiblesse très grande. Il se prépare quelques eschares.

Le 12 t. m. 36·8 t. s. 38·.

Cette fièvre est due à une eschare très vaste et très profonde dont on ne peut enrayer la marche. La malade finit par succomber aux progrès de l'hecticité. Des fragments pris au hasard dans sa courbe thermique continuée sans interruption depuis le début de sa maladie jusqu'à son décès, montrent qu'elle a une fièvre hectique.

Le 13 t. m. 37· t. s. 39·.

14 — 38·9 — 38·8.

15 — 38·3 · 39·3.

. . . .

24 — 37·4 — 38·5. L'éruption est encore très apparente.

25 — 36·6 — 38·4.

26 — 37·1 — 38·1.

27 — 37· — 38·4.

28 — 36·5 — 39·5.

29 — 38·2 — 38·5.

30 — 36·1 — 38·5.

. . . .

Le 26 juillet, t. m. 37·2, t. s. 38·1.

Le 27 — 38·2, — 38·2.

Le 28 — 37·2, — 37·8.

Le 29 — 37· , — 36·2.

Décès le 30 juillet, à 7 heures du matin.

Discussion. — A la rigueur, le 21 mai on pouvait penser à une fièvre typhoïde à éruption précoce et abondante — la diarrhée pouvait aider à cette erreur bien qu'elle ne soit pas exceptionnelle dans le typhus. — Mais l'extension et la transformation pétéchiale de l'éruption, qui la font ressembler à un véritable tatouage, la prostration excessive et surtout la courbe de température, à faibles rémissions matinales, à encoche au 12e jour et à défervescence brusque le 15e; tous ces signes sont incompatibles avec l'idée de fièvre typhoïde. Nous ne nous arrêterons pas sur les suites de la maladie. L'état général est miné par la suppuration d'eschares que rien ne peut arrêter et c'est en somme une courbe de fièvre hectique qui suit la courbe du typhus.

J... semble avoir pris le typhus dans le dortoir des veilleuses au contact de D... (obs. XV) en période d'incubation. Elles s'alitent à six jours d'intervalle. Elle est soignée au pavillon N du 23 mai au 30 juillet. Le 25 juin, s'alite P. P. et le 16 juillet D., infirmières de ce pavillon.

Observation XXVI. — Infirmière. — Guérison.

H..., Marie, 50 ans, née aux Feuilles, est admise à demeure à l'Hospice général, mais étant encore relativement valide, on l'emploie à soigner les enfants atteints de rougeole. Vers le 14 juin, elle obtient un congé d'une dizaine de jours, elle revient à l'hôpital, souffrante, et est obligée de s'aliter.

Deux jours après, le 24, on me fait demander pour l'examiner au dortoir des vieilles femmes. Elle est abattue, a mal à la tête, sa peau est chaude, le pouls fréquent. Rachialgie violente, point de côté à droite. Son corps porte une éruption qui ressemble absolument à celle de la rougeole, mais cette éruption se localise surtout vers les aines, les parties latérales du ventre et respecte le visage.

Rien au cou, ni à la face. Il n'existe pas et n'a pu exister de larmoiement ni de toux, rien aux amygdales, langue sale, pas de diarrhée, auscultation normale. Je demande qu'on transporte cette malade dans une salle de maladies aiguës et qu'on prenne sa température. Après mon départ elle obtient de la sœur de ne pas obéir à ma recommandation.

Apprenant cette infraction, je l'examine de nouveau le 25 et, confirmé dans mon diagnostic par ce nouvel examen, j'obtiens de l'Administration son transport immédiat au pavillon d'isolement.

Allant y prendre de ses nouvelles, je vis l'éruption achever de s'épanouir et le tableau ordinaire s'y dérouler. La stupeur fut très grande et disparaît au moment de la défervescence. La constipation dut pendant toute la durée de la maladie être combattue par des lavements.

<pre>
Le 25 soir   39°5 (4° jour ?)
Le 26 matin 38°6   soir 39°6.
Le 27   —   38°4   —   39°4.
Le 28   —   39°3   —   39°6.
Le 29   —   39°   —   40°2.
Le 30   —   39°   —   39°3.
Le 1" juillet 37°4   —. 38°6.
Le 2   —   38°3   —   38°5.
Le 3   —   36°8   —   37°1. (12° jour).
Le 4   —   37°3   —   36°9.
Le 5   —   37°   —   36°7.
</pre>

Discussion. — La première fois que je vis cette malade, son éruption rappelait absolument celle de la rougeole (hypothèse facile à éliminer, vu sa localisation et les symptômes concomittants), puis elle devient pétéchiale. Ce seul signe a une valeur énorme et les autres symptômes joints à la courbe de température (avec crochet au 10° jour) la faisaient regarder par le Dr Boutan comme un type de typhus.

L'origine de la contagion est discutable. La malade a certainement couché dans le dortoir des veilleuses — mais d'autres fois elle couchait dans la salle des Incurables ou au pavillon des rougeoles, — puis elle avait pris un congé de 10 jours.

Il nous a été en somme impossible de savoir si elle avait été ou non en contact avec D. et J. (du reste plus d'un mois la sépare de ces cas) et si elle avait habité le même dortoir pendant le mois qui avait précédé sa maladie.

Elle a séjourné au pavillon N. du 25 juin au 5 juillet, et le 16 une infirmière de ce pavillon a été prise de typhus.

Obs. XXVI. — Infirmière. — Guérison.

G..., Émélie, femme P. P..., cinquante-six ans, née à Rouen, infirmière, a été dans son enfance fortement touchée de rachitisme. Elle est de petite taille, maigre, cyphotique. Elle a la figure d'une personne de cinquante ans. Elle est attachée au pavillon O depuis qu'il renferme des cas de typhus. Son premier jour de maladie semble être le 23 juin, mais elle ne s'est alitée que le 25, Pavillon O, n° 3 ; elle a présenté l'éruption caractéristique, les bourdonnements d'oreilles, la surdité, la constipation, la stupeur, tout le tableau classique en un mot.

Le 25	juin	39°2	t. s.	39°6
Le 26	—	39°4	—	39°7
Le 27	—	39°	—	39°8
Le 28	—	39°1	—	38°8
Le 29	—	38°9	—	39°3
Le 30	—	38°4	—	39°

Pendant le 2e septenaire, les battements du cœur s'affaiblissent et deviennent à peine perceptibles. La malade n'a perdu sa connaissance que pendant 24 heures, puis elle est redevenue capable de comprendre ce qui se passait autour d'elle, et de reconnaître les personnes de l'entourage.

Le 1er juillet	38°2	t.	s.	38°9
Le 2	—	38°3	—	38°8
Le 3	—	37°8	—	38°2
Le 4	—	37°6	—	37°4
Le 5	—	37°3	—	35°5 (13e jour)

L'amélioration qu'elle éprouve depuis deux jours s'accentue beaucoup.

Le 6 juillet	36°6	—		37
Le 7	—	36°4	—	36°6
Le 17	—	36°4	—	36°6
Le 18	—	36°4		

Elle a pu reprendre son service dans le mois de juillet.

Discussion. — La courbe seule de température montre que la fièvre typhoïde n'est nullement en jeu. Bien régulière, présentant une défervescence progressive, mais terminée au 13e jour, le Dr Boutan la jugeait très démonstrative.

La seule particularité de cette observation est l'asthénie cardiaque notée vers le 8e jour. Au deuxième septenaire, le diagnostic de typhus étant posé, en raison des symptômes généraux et surtout de l'éruption, il devenait facile d'interpréter cette complication décrite par les auteurs.

Rappelons que le pavillon O renferma du 25 mai au 20 juin l'infirmière D... (Obs. XXIV) et du 20 mai à fin juillet, l'infirmier J... (Obs. XXV).

Obs. XXVIII. — Infirmière. — Décès.

(Service du Dr Boutan, communiquée par son interne, M. Vintrebert).

Dufl... Juliette, 25 ans, infirmière au pavillon O.

Antécédents. A eu dans son enfance et dans sa jeunesse des crises épileptoïdes qui se sont espacées de plus en plus. La dernière remonte à 1891.

Symptômes généraux. Le 16 juillet, elle est prise tout-à-coup d'une violente céphalalgie et de courbature générale. T. 38° 6 — 39°6. Croyant cependant à un simple embarras gastrique on la transporte au pavillon F, lit n° 1, pour lui éviter le voisinage des typhiques. Le 17, même état, surdité complète, un peu d'obnubilation intellectuelle. Constipation. t. 38° 2 — 37° 8.

Le 18, ces symptômes s'affirment de plus en plus. Quelques taches rosées suspectes apparaissent. On remonte la malade au pavillon O. T. 39°5 — 39° 7.

Le 19 l'éruption continue à s'épanouir. Abrutissement complet. T. 39°5 — 39° 6.

Le 20 l'éruption est caractéristique, rubéoliforme avec des placards de pétéchie disséminés surtout vers les épaules et sur le ventre. Même adynamie que la veille, 39° 2 — 40° 4.

Le 21 t. 40° — 40°. La constipation dure toujours.

Le 22 t. 39° 4 — 39° 7.

Le 23 l'état général s'aggrave, t. 38° 6 — 38° 8.

Le 24 t. 37° 6 — 38°.

Le 25 t. 37° 4 — 38° 2. La figure est devenue plus animée.

Le 26 t. 37° 4 — 38°. La malade s'intéresse davantage à ce qui se passe autour d'elle. Amélioration évidente.

Le 27 (12° jour) 37° 5 — 36° 4. L'amélioration continue. Cependant Du... ne manifeste aucun désir de nourriture.

Le 28 t. 36° — 36° 5. La malade a eu une crise épileptoïde, cri initial, période de convulsion toniques ; période de convulsions cloniques, morsure de la langue, écume sanguinolente aux lèvres, etc.

Le 29 t. 36° 7 — 37°. Elle est plongée dans un demi-coma depuis son attaque.

Le 30 t. 36° 5 — 36° 3. Le demi-coma ne se dissipe pas.

Le 31 t. 36° — 35° 5. Deuxième attaque d'épilepsie semblable à la première, un coma complet lui fait suite. Ce coma persiste jusque la crise suivante (le 3 août) accompagné de temps en temps par des soubresauts.

1" août t. 36° 2 — 37°. Coma.

2 août t. 36° 7 — 36° 7.

3 août t. 35° 4 — 36° 8. Troisième attaque d'épilepsie.

4 août t. 36° 2 — 36° 5. La malade meurt sans être sortie du coma.

Discussion. — Les symptômes typhoïdes accompagnant l'exanthème pétéchial, et disparaissant au 12° jour, au moment de la défervescence, ne laissent pas de doute sur la nature de la maladie. Les attaques d'épilepsie qui succèdent à la fièvre, et qui plongent la malade dans un coma suivi de mort nous semblent discutables, en dépit des antécédents, étant donné qu'elles s'accompagnent d'un abaissement de température. On ne nous a pas dit si l'analyse des urines avait été faite, ou si la malade présentait des signes d'urémie (nous n'avons pas vu la malade).

Infirmière au pavillon des typhiques, elle soignait depuis le 25 juin sa camarade P. P..., et depuis le 20 mai et le 24 juin J... et H... ses collègues de l'Ancien Hôpital. Cette dernière était sortie le 5 juillet ; elle s'alite elle-même le 16 juillet.

Considérations sur la série V (Infirmières)

Les observations XXIII, XXIV, XXV, XXVI, concernent des infirmières de l'Ancien-Hôpital. Nous connaissons moins bien leur genre de vie que celui des infirmiers. La plupart d'entre elles, anciennes Enfants-Assistés élevées dans l'hôpital, ne sauraient être comparées à ceux-ci. N'ayant pas leurs tares, la bienveillance des religieuses et de l'administration leur est peut-être plus complètement acquise (pure hypothèse). D'ailleurs une nourriture, incapable de soutenir un homme chargé de travaux fatigants et parfois valétudinaire, peut au contraire suffire à des femmes vivant tranquillement, sans surmenage, dans le milieu où elles ont été élevées. De plus la propreté naturelle aux femmes leur assure, nous aimons à le croire, des dortoirs en meilleur état.

Le jeune âge de l'une d'elles, 14 ans (Der., Obs. XXIV), n'était pas une prédisposition au typhus, puisque celui-ci s'attaque de préférence aux constitutions épuisées. Presque toutes les infirmières de la salle des petits garçons, pour le dire en passant, sont des adolescentes. Souvent cependant on y soigne des diphtéritiques (dans une chambre séparée, mais servie par le même personnel); ou des enfants en incubation de fièvres éruptives.

R... femme Deb... (Obs. XXIII), âgée de 47 ans, portait les stigmates de l'infantilisme (pénil et aisselles glabres).

Les deux autres (Obs. XXV et XXVI) ne présentaient rien de spécial. Elles avaient 40 ans et 50 ans.

Les observations XXVII et XXVIII concernent des infirmières du Nouvel-Hôpital. L'une cyphotique, d'apparence sénile, présentait peu de résistance. L'autre, âgée de 25 ans, n'avait d'autre tare que de très rares crises épileptoïdes.

Nous ne connaissons pas leur genre de vie. Rappelons seulement que l'hôpital de l'Est, vaste et bien compris, permet l'application des règles de l'hygiène dans toute leur rigueur.

Résumons les contaminations successives qui se sont produites dans cette série. L'origine en est la présence des trois fils M... dans la salle N° 1, du 26 avril à fin mai.

La veilleuse de nuit (Obs. XXIII), plus exposée par ses fonctions et sa débilité, est contagionnée la première, le 14 mai.

La jeune D... (Obs. XXIV), est contagionnée le 20 mai.

Le dortoir de veilleuses rapprochant Deb... de J... (Obs. XXV), celle-ci s'alite le 20, six jours après le début de la maladie de celle-là.

Quelque temps après, le 25 juin, se déclare le typhus chez H..., qui semble avoir habité le même dortoir (Obs. XXVI).

Les salles de l'Ancien-Hôpital, où trois de ces malades sont soignées, l'une jusqu'à sa mort, les autres provisoirement, ne deviennent pas des centres d'infection. Elles sont d'ailleurs très bien tenues (nous parlons des salles Leclerc et N° 4 que nous connaissons et non de la salle N° 1, que nous connaissons mal).

Le diagnostic établi, Der... et Ju... sont transportées au Nouvel-Hôpital, les 22 et 25 mai, où, d'autre part, est entrée le 20 mai la femme V... venant aussi de la salle Leclerc. Ces trois typhiques concourent à contaminer une peu robuste infirmière de l'isolement, P. P., qui s'alite le 25 juin.

Ce même jour, 25 juin, entre H..., elle concourt bientôt avec P. P. et J... à contaminer une autre infirmière du Pavillon, Du..., dont la maladie débute le 16 juillet. Les autres malades V... et De... sont sorties depuis la fin de juin.

QUATRIÈME PARTIE

---

§ I. — Etiologie de l'épidémie du Havre

Elle a débuté au printemps. Notre premier cas date du 20 mars. En été, c'est-à-dire après le 25 juin, nous ne trouvons plus que deux cas, en juillet. Après une marche ascendante jusqu'à mai, l'épidémie rétrocède. En mars, on compte 9 cas ; en avril, 10 ; en mai, 11 ; en juin, 3 ; en juillet, 2.

L'âge de nos malades est plus élevé que celui des victimes de la fièvre typhoïde, parmi lesquels la plus grande partie est âgée de 15 à 25 ans.

Nous relevons les âges suivants :

Enfants au-dessous de 20 ans.   4

Jeunes gens de 20 à 30 ans   4

Adultes de 30 à 45 ans   11

Age mûr et vieillards au-dessus de 45 ans . .   9

Les adultes et les vieillards forment donc la grande majorité.

Au point de vue de la condition sociale, nos malades se répartissent ainsi :

Infirmiers et Sœur.   16

Hospitalisés   2

Vagabonds. 4

Chiffonniers 3

Matelots (soutier) 1

Ajusteur 1

Indéterminé 1

Comme dans toutes les épidémies, le typhus s'est donc attaqué surtout à des gens mis en état de réceptivité par l'âge ou la maladie. Il s'est attaqué aussi à ceux que ne défendaient pas une hygiène rigoureuse. Les vagabonds et les matelots éprouvent en effet beaucoup de difficultés à se tenir propres. Nous avons constaté le méphitisme où vivaient nos chiffonniers. Nous avons mis en lumière les conditions défectueuses dans lesquelles vivaient nos infirmiers. Leurs fonctions seules suffisaient à en faire des victimes du typhus,

Aussi la fréquence de la contagion dans un tel milieu n'a rien qui puisse nous étonner. Elle est évidente.

Nous n'avons que 3 cas isolés sur 28. Ils forment la série I.

Notre 2e série comporte 12 cas unis par une filiation évidente.

Notre 3e série concerne 3 cas survenus dans la même famille à quelques jours d'intervalle. L'un d'eux n'a peut-être pas été sans influence sur un cas de la série V.

La série IV est formée aussi par 4 cas survenus dans la même famille, et de 3 de ces cas, découle la série V où nous voyons 6 infirmières se contagionner entre elles.

On peut même se convaincre que le nombre des contagions est en raison directe de l'insalubrité du milieu. Ainsi l'Ancien-Hôpital a reçu 8 cas extérieurs (obs. II, XVI, XVII, XVIII, XIX, XX, XXI, XXII), et en raison des mauvaises conditions hygiéniques, a eu 15 cas intérieurs (obs. IV, V, VI, VII, VIII, IX, X, XI, XII, XIII, XIV, XXIII, XXIV, XXV, XXVI).

Le Nouvel-Hôpital a contenu aussi des typhiques à toutes les périodes de leur maladie. Deux venaient du dehors (obs. I et III), 6 de l'Ancien-Hôpital (obs. XIII, XVII, XVIII, XXIV, XXV, XXVI). Ces 8 cas extérieurs à cet hôpital n'ont occasionné que 3 cas intérieurs (XV, XXVII, XXVIII).

§ II. — Mode de transmission

Le plus vraisemblable nous a semblé le contact direct, qui a existé dans toutes les contaminations (voir les différentes considérations qui suivent chaque série), et qui cadre mieux avec l'intégrité apparente des voies respiratoires dans nos observations).

§ III. — Incubation

Nous n'avons pu déterminer la durée de l'incubation d'aucun de ces cas, les contagionnés s'étant trouvés un long espace de temps et souvent jusqu'au début de leur maladie, en contact avec les typhiques. Elle semble avoir duré, comme l'enseignent les auteurs, de 10 à 12 jours.

§ IV. — Anatomie pathologique

Nous n'avons pu pratiquer la nécropsie que trois fois, le règlement interdisant d'ouvrir les corps du personnel hospitalier. Comme dans toutes les autopsies de typhiques on ne trouva aucune lésion anatomique. La seule lésion constante est l'hypostase pulmonaire. Nous avons aussi trouvé de l'hyperhémie des tuniques intestinales. Dans l'une, cette hyperhémie très localisée occupait la région cœcale, dans une autre le duodénum et le commencement de l'iléon, dans l'autre de fines arborescences se dessinaient vers la partie moyenne de l'iléon.

La rate était toujours hypertrophiée, mais dans des proportions variables.

Le foie chez l'un était gras.

Les reins dans un cas présentaient une teinte pâle et les deux substances ne se différenciaient pas l'une de l'autre aussi facilement qu'à l'ordinaire.

Tous les autres organes étaient intacts.

Nous n'avons fait aucune recherche bactériologique.

§ V. Prodromes

Les prodromes sont rares dans le typhus, et surtout le médecin y assiste rarement. Mais la plupart de nos malades étant des infirmiers, il nous a été donné de les constater un assez grand nombre de fois.

Présque toujours ils ont consisté en phénomènes nerveux, céphalée, abattement, quelquefois douleurs dans les membres et rachialgies.

N.... (obs. VII) semble avoir éprouvé des accès de fièvre intermittents prémonitoires, puisque 8 jours avant de s'aliter sa température axillaire avait été de 40°. Il en est probablement de même pour Der... (obs. XXIV). Deux jours avant l'établissement d'une fièvre continue elle avait 38° le soir. Elle avait en même temps des symptômes d'embarras gastrique.

Cette période prodromique durait en général 4 à 5 jours. Pourtant chez M.., (obs. 10) elle aurait duré une vingtaine de jours. Mais nous savons que la mémoire des fébricitants n'est pas fidèle, et qu'ils ne conservent pas la notion du temps écoulé.

§ VI. — Début

Presque tous les auteurs s'accordent à dire que dans le typhus le début est toujours brusque. Gillet (typhus de Riantec, th. Paris, 1872) semble cependant avoir vu des débuts insidieux. « La volonté, la vigueur de la constitution, quelquefois l'indifférence font que le malade ne s'alite que le 3e ou le 4e jour. » Barrault cite un prisonnier qui se présente porteur d'une éruption déjà pétéchiale.

Dans 13 de nos observations, nous spécifions que le début ne fut pas brusque. Dans 3 seulement qu'il fut brusque. Dans les autres cas nous n'avons pu obtenir de renseignements précis, ou bien nous ne les avons pas notés.

La majorité de ces cas semble donc avoir eu un début difficile à savoir préciser, et non pas un début brusque.

§ VIII. — Thermométrie

La courbe thermique diffère beaucoup de celle de la fièvre typhoïde qui se compose d'un stade d'oscillations ascendantes, d'un stade d'oscillations stationnaires et d'un stade d'oscillations descendantes et qui se répartit sur 21 jours en général.

Sauf dans une ou deux courbes, le maximum ici est atteint le 1er jour. Les oscillations journalières sont, dans beaucoup, moins prononcées que dans la fièvre typhoïde. Plusieurs courbes sont sans régularité, telles celles de l'obs. XVI, et de l'obs. XXVIII. Le plus grand nombre, après des oscillations journalières de 2 ou 4 dixièmes de degré, arrivent à la normale vers le 13e jour. La défervescence se fait en lysis avec souvent quelques grandes oscillations. Puis le thermomètre marque pendant huit jours ou plus des températures inférieures à 37°, comme cela arrive après la dothiénentérie.

Mais un détail qui nous semble presque spécial à la grippe, c'est la présence dans la courbe de ce que Combemale appelle des encoches en V. Les auteurs n'insistent pas sur cette particularité. Gillet (th. Paris, 1872) n'en fait pas mention. Martin (th. de Paris, 1876), dans un relevé de température cite les chiffres suivants : « 10e jour : 40°: 11e : 37°5 ; (?) 12e : 39°1. » Tout en prenant la température qu'une fois par jour, il avait vu se produire l'encoche. Mais son point d'interrogation montre qu'au lieu de la prendre pour un caractère du typhus, il accusait son thermomètre de l'avoir trompé. Nielly (Dict. encyclopédique des s. m.) ne cite pas cette particularité. Richard (Dict. pratique des s. m.), après avoir parlé des oscillations habituelles, ajoute : « Néanmoins on observe aussi des oscillations plus marquées (de 1°5 à 2° et même 2°5). Thoniot (Traité de médecine) parle de collapsus suivi de réascension de la fièvre. Mais il importe de noter qu'il peut y avoir collapsus purement thermique, c'est-à-dire « collapsus sans phénomènes collapsiques (Mossé. Dict. ency. des s. m., article thermométrie médicale.) »

Ces encoches constituées par un abaissement brusque de la température de 2 ou même 3 degrés et par une réascension immédiate de la température, se trouvent bien nettes dans huit de nos observations. Citons les plus remarquables. Dans l'obs. IX nous trouvons la succession de ces trois températures : 40°6 ; 37°5 ; 40°1. Dans l'obs. XI : 39°3 ; 37°5 ; 39°4. Dans l'obs. XXIII : 38°8 : 36°5 ; 40°5. Tous ces minima ont lieu le matin. Sans être constantes, ces encoches sont suffisamment fréquentes pour entrer en ligne de compte dans l'établissement du diagnostic.

Quelle est leur signification ? Le Dr Menu (thèse de Lyon, 92), étudiant des oscillations analogues dans le cours de la grippe, les rattache à l'intoxication profonde de l'organisme. Cette interprétation paraît pouvoir s'adapter au typhus, car les cas où nous relevons cette particularité figurent parmi les plus graves et plusieurs se sont terminés par la mort.

§ VII. — SYMPTÔMES NERVEUX

Le début est marqué par l'accroissement de la fatigue, de la céphalée et surtout de l'insomnie, quand il y a eu période prodromique, ou par leur apparition au milieu d'une bonne santé, quand le début est brusque. Un certain nombre de malades accusent une rachialgie très vive, tel le sujet de l'obs. XXVI. Dans deux cas ces symptômes s'accompagnaient d'un point de côté (obs. IX et XXVI), qu'aucun phénomène pleural ou pulmonaire ne justifiait.

Au bout de quelques jours, la céphalalgie diminue. Il est rare qu'alors ne survienne pas un peu de délire nocturne. Dans certains cas même, nous avons vu ce délire se prolonger pendant la journée. Il n'a pas ressemblé au délire alcoolique. C'était un délire calme, sans impulsions locomotrices.

L'abattement des premiers jours augmente et au bout de la première semaine est devenu prostration. Dans le premier septénaire, les malades ont l'air soucieux. Dans le second, ils ont le masque typhique. La prostration est donc plus tardive que dans la dothiénentérie. Presque toujours elle est plus prononcée que dans cette maladie.

Le malade est complètement isolé du monde extérieur. Son sensorium est obnubilé au point qu'il ne s'aperçoit pas d'un cathétérisme pratiqué sur lui-même (Obs. XI). Nos malades qui ont présenté cette stupeur au plus haut degré répondent aux Obs. VI, X, XI, XII, XIII, XXIII, XXVII. Très peu ont conservé leur connaissance pendant toute la durée de leur maladie. Nous ne pouvons citer comme tels que les sujets des Obs. VII et IX et les trois enfants de M.., qui n'avaient qu'une dizaine d'années et n'ont eu qu'un typhus très bénin.

Au moment où la température tombe, et même parfois avant qu'elle ne soit devenue normale, l'état général s'améliore subitement. L'apparence typhoïde la mieux caractérisée disparaît en quelques heures. Souvent cette amélioration se produit à la suite d'un sommeil profond et réparateur. A leur réveil, les malades s'intéressent à ce qui les entoure et se sentent renaître. La convalescence commence.

Cette rapidité dans l'amélioration ne manque que dans trois cas (Obs. IV, XXVIII et XXV), où des complications s'y opposaient. Dans d'autres cas (Obs. V, VI, XII), le coma devient plus profond après la défervescence thermique, et la mort survient dans les deux ou trois jours qui suivirent cette défervescence.

A côté de la céphalée, de la prostration, de l'insomnie, qui sont les symptômes dominants, nous placerons les bourdonnements d'oreilles, la surdité précoce, sur lesquels le Dr Boulan attirait beaucoup notre attention dans les entretiens que nous avons eus avec lui au sujet du typhus. Spécifions qu'ils se produisaient avant l'administration de la quinine. Il y avait aussi dès les premiers jours du vertige quand le malade s'asseyait.

Nous avons rarement noté l'hyperesthésie cutanée. Le tremblement et le soubresaut des tendons se sont souvent montrés, spécialement chez les sujets des observations IV et XVII. C'est chez eux également qu'ont été le plus évidents la perte de la mémoire et l'obnubilation intellectuelle. Leur caractère a pris un cachet de naïveté enfantine frappant, qu'ils ont conservé pendant un mois environ.

§ IX. — ÉRUPTION

Dans quelques-uns de nos cas, elle paraît le troisième jour, dans les autres du 3ᵉ au 5ᵉ. Elle sort d'une seule poussée, mais comme elle doit couvrir presque tout le corps, elle met environ trente-six heures à se compléter. Elle débute comme la dothiénentérie, sur les flancs, puis elle envahit les aines, les cuisses, le tronc dans ses parties antérieures et postérieures, les bras et les avant-bras. Les pieds, les mains et le visage nous ont toujours paru respectés par l'éruption.

Chacun de ces éléments, vu isolément, est identique à un élément d'éruption de dothientérie. Ils font souvent saillie et sont très rapprochés et surtout nombreux dans les plis articulaires et les points soumis à la pression du corps, c'est-à-dire les épaules et les reins. Ils représentent exactement l'aspect d'une éruption de rougeole, surtout s'ils sont papuleux, à cela près qu'ils épargnent le visage. Dans un cas, les taches étaient papuleuses et entre elles existait un fond rouge-pâle, ce qui augmentait la similitude avec la rougeole.

Ces taches s'effaçaient à la pression comme celles de la fièvre typhoïde. Quarante-huit heures après leur apparition, au contraire, on peut remarquer qu'un certain nombre d'entre elles ne s'effacent pas complètement. Ce qui persiste, c'est le point central, qui est devenu plus foncé que le reste. La partie périphérique pâlit et disparaît à mesure que la partie centrale devient plus foncée et s'élargit jusqu'à atteindre environ un millimètre carré ; rarement elles atteignent 3 ou 4^{mill}. carrés. Leur coloration finale est brunâtre. L'aspect de la peau, quand cette transformation a porté sur toute l'éruption, est celui d'une peau tatouée. Les endroits où les pétéchies apparaissent de préférence et où elles sont les plus précoces sont ceux où l'exanthème était le mieux sorti, les plis articulaires et surtout les endroits soumis à la pression du corps. Plus d'une fois on pouvait encore les apercevoir longtemps après la fin de la maladie, vingt-cinq jours après la défervescence dans l'Obs. XXV.

Les auteurs signalent l'abondance et la précocité des pétéchies comme de fâcheux augure. En effet, presque tous nos cas sont graves et nous avons constaté des éruptions remarquables par le nombre et l'importance des pétéchies. Elles ont été remarquables surtout chez Her..., (Obs. X), L... (Obs. XI), Lec... (Obs. XIII), L. G... (Obs. XIV), Jul... (Obs. XXV) qui, pour la plupart, ont succombé. Seule Deb.. (Obs. XXIII), semble faire exception à cette loi, car les pétéchies commençaient seulement à apparaître le jour de son décès.

Nous n'avons vu qu'une variété anon ue d'éruption, chez M..., père (Obs. XIX). Sa peau avait un certain degré d'ichtyose, et c'est probablement ce qui a déterminé cet aspect spécial. L'éruption était visible sans qu'on ait besoin de regarder le tégument obliquement, mais elle était pâle. La peau avait pour ainsi dire des marbrures. Le toucher faisait apprécier l'état ichtyosique de la peau, et ne révélait aucune saillie. Cet exanthème fut accompagné de quelques pétéchies.

Chez aucun des malades que nous avons observés, l'éruption ne manqua. Nous avons vu dans quelques cas la desquamation furfuracée qui succède à l'éruption, mais nous n'avons pas eu occasion par nous-mêmes d'observer beaucoup de typhiques à leur période de desquamation, puisqu'on les transportait à l'isolement quand le diagnostic était officiel. A l'isolement on trouva la desquamation constamment.

On peut rapprocher de l'éruption l'injection de la figure et des conjonctives. Sur tous les cas que nous avons observés par nous-mêmes, nous n'avons rencontré ce symptôme que 4 fois. Dans les notes que nous ont remises nos collègues sur les cas de leurs services, il n'en est pas fait mention.

Cependant les auteurs donnent ce signe comme très fréquent.

§ X. — Symptômes respiratoires

Il en est de même du catarrhe des voies respiratoires que certains auteurs donnent comme constant. Nous ne l'avons pas recherché, mais s'il était fréquent, il aurait probablement attiré notre attention, au lieu que nos notes n'en parlent pas.

La congestion hypostatique a été à peu près constante et nous l'avons constatée dans les trois autopsies que nous avons pratiquées.

§ XI. — Symptômes digestifs

La constipation dura pendant presque toute la durée de la maladie dans presque tous nos cas, et ce n'est guère que pendant les derniers jours, que s'établissait un peu de diarrhée. Une diarrhée persistante n'a été observée que

6 fois, elle était verdâtre. Deux fois, le début s'accompagna de vomissements (obs. V et XXIV). Dans l'observation V, nous les voyons persister quelques jours.

La langue était sale au début mais non étalée, comme dans l'embarras gastrique. Elle n'était pas cependant aussi étroite et pointue que dans la fièvre typhoïde. Cette forme ne se montrait qu'après 5 ou 6 jours, quand la sécheresse de la bouche avait augmenté.

Beaucoup d'auteurs signalent l'odeur de « pourri » qui s'exhale du typhique. Ce symptôme a été relevé par notre collègue Souesme chez les 3 malades de son service. Il n'a été remarqué ni chez ceux du Dr Boutan, ni chez ceux que nous avons observés nous-mêmes. Peut-être faut-il simplement s'en prendre à l'insuffisance de l'odorat des observateurs. Nous avouons d'ailleurs pour notre part n'avoir pas recherché cette odeur.

§ XII. Symptômes fournis par les autres appareils

Les autres appareils nous ont fourni peu de symptômes pouvant aider au diagnostic.

Du côté du pouls nous avons remarqué un dicrotisme bien net. Comme dans la dothiénentérie, le pouls ne subit pas une accélération bien grande correspondant à l'élévation de la température. Le nombre des battements ne dépasse guère 100 par minute et ne descend pas au-dessous de 80.

Nous n'avons pas recherché systématiquement l'albuminue dans les urines de tous nos malades. Sur 6 à 8 analyses, nous l'avons cependant rencontrée 4 fois.

§ XIII. — Complications

La chute des cheveux est une suite sans grande importance. Nous en avons eu un exemple chez la femme V... (obs. XVII). C'est le seul que nous connaissions parmi nos malades. D'ailleurs nous ne l'avons pas recherché. Nous avons même appris cette petite particularité de la femme V... que par hasard, l'ayant rencontrée après sa sortie de l'hôpital.

Erysipèle. — M... (obs. XIX), convalescent de typhus, a contracté dans la salle St-Maurice un érysipèle.

Parotidite. — Pendant sa convalescence, la femme Lev... (obs. XVI) a eu une parotidite suppurée à droite, qui, grâce à une large incision et à de fréquents lavages antiseptiques, n'a pas tardé à guérir.

Des eschares fessières ont existé chez quatre malades, dont trois ont succombé, l'une manifestement de la suppuration causée par ces eschares.

Phlegmons de la fosse ischio-rectale. — Deux malades ont eu des phlegmons de la fosse ischio-rectale. Le premier symptôme par lequel ils se sont révélés a été la rétention d'urine. De larges incisions et des lavages antiseptiques ont amené leur guérison rapide. Aucune fistule n'a persisté.

Troubles de l'intelligence. — Nous avons déjà signalé le cachet enfantin imprimé par le typhus à l'intelligence et au caractère de deux de nos malades. C'est plutôt une complication qu'un symptôme, puisqu'il manque dans la plupart des observations, ou bien n'est pas assez marqué pour frapper l'entourage. La perte de la mémoire dura chez eux très longtemps. Ler... conserva de plus, pendant un ou deux mois, de la surdité.

Complications pulmonaires. — L'hypostase a été à peu

près constante et constitue plutôt un symptôme qu'une complication.

Il y a eu de plus congestion active limitée à une partie des poumons chez Du... (Obs. V) et chez M... (Obs. XIX).

Complications cardiaques. — Chez la femme P.-P..., cyphotique et offrant peu de résistance, se sont manifestés des symptômes d'asthénie cardiaque. Les battements du cœur étaient devenus à peine perceptibles ; à chaque instant on s'attendait à un dénouement fatal (Obs. XXVII).

Complications digestives. — On pourrait peut-être considérer la diarrhée comme une complication, puisque nulle lésion ne l'explique. La constipation est en effet la règle dans toutes les fièvres qui ne s'accompagnent pas de lésions de l'intestin, et la proportion du nombre des cas où on note la constipation tend à prouver que le typhus n'échappe pas à cette loi.

Complications urinaires. — Chez Ch... (Obs. XV), le décès a été précédé par de l'anurie.

L'infirmière Du... (Obs. XXVIII) semble avoir succombé à la suite d'accès urémiques.

Nous avons constaté cinq fois de la rétention d'urine. Dans les quatre cas qui appartiennent à nos propres salles, elle coïncidait avec des phlegmons de la fosse ischio-rectale, ou à des eschares. Il nous semble donc qu'il y avait là rapport d'effet à cause, au moins quand la rétention coïncidait avec des phlegmons. Dans le cas de Lem... (obs. XI), nous ne savons pas s'il y avait des eschares. Les notes de notre collègue n'en parlent pas.

Chez Ler., la rétention d'urine fut l'occasion d'une cystite purulente qui céda aux cathétérismes, et aux lavages de la vessie.

§ XIV. — Marche et diagnostic

Voici la marche du typhus chez la majorité de nos malades, et les principaux signes sur lesquels nous nous sommes appuyés pour poser le diagnostic.

Au milieu d'une santé parfaite ou après une courte période prodomique, où il y a eu de la céphalée et de l'abattement, le malade est forcé de s'aliter du premier au troisième jour de sa pyrexie.

Il éprouve une violente céphalalgie, une insomnie fatigante, des vertiges, des bourdonnements d'oreilles et de la surdité. La fièvre atteint 39° ou 40°, il y a de la constipation.

Les symptômes nerveux occupent une grande place dans ce tableau, mais ils n'augmentent d'intensité que peu à peu. La nuit amène parfois déjà du subdelirium ; mais dans la journée le malade conserve toute sa connaissance et conserve l'habitus des fébricitants vulgaires. Aussi, en présence d'un malade dans le premier septenaire, si nous hésitions entre la fièvre typhoïde et le typhus, la seule constatation de phénomènes généraux peu accentués eu égard à la température, nous faisait pencher en faveur du typhus.

Nous trouvions un indice de même ordre dans l'aspect de la langue. Était-elle, dès le début, étroite, pointue et très sèche, c'était en faveur de la fièvre typhoïde. Ce n'est que plus tard qu'elle se dessèche dans le typhus. La constipation qui existe depuis le début persiste pendant tout le premier septenaire.

La courbe thermique a, dès le premier jour, atteint son maximum. Elle se maintient aux environs de 40° avec des rémissions matinales de quelques dixièmes de degré. Dans bien des cas, ce plateau est coupé par une, quelquefois deux encoches, la température en douze heures s'abaissant de 2 degrès ou plus, pour remonter aussitôt d'une quantité sensiblement égale. La courbe de la dothiénentérie présente des oscillations journalières plus accentuées. Elle ne comporte pas d'encoches brusques et isolées survenant en dehors de toute complication.

Le premier septenaire est encore marqué par l'apparition, le quatrième ou le cinquième jour, en général, d'une éruption qui, tout d'abord, en impose pour la fièvre typhoïde. Mais elle ne s'en tient pas à une poussée de papules discrètes. Leur nombre augmente sans interruption pendant 36 ou 48 heures et l'aspect est alors celui d'une rougeole. Quand l'exanthème est complet, ses éléments subissent la transformation pétéchiale et l'aspect morbilliforme se trouve bientôt avoir fait place à une sorte de tatouage brun rougeâtre du dos et du ventre.

Cette transformation pétéchiale de l'exanthème, 48 heures après son apparition, appartient exclusivement au typhus. Avant qu'elle ne se produise, on pouvait se demander si on n'avait pas affaire à une rougeole. Mais, dans la rougeole, le visage n'est pas épargné par l'exanthème ; dans le typhus, il est épargné. Dans la rougeole, il y a du catarrhe de toutes les muqueuses, en particulier des muqueuses respiratoires. Nous constatons dans nos cas de typhus de la constipation et presque toujours (à l'inverse de beaucoup d'auteurs) l'absence de catarrhe des voies respiratoires.

L'éruption devenue pétéchiale ne peut-elle être une rougeole hémorrhagique? Non, pour les mêmes raisons que ci-dessus ; de plus, dans les formes hémorrhagiques des fièvres éruptives, l'état général devient immédiatement désespéré et des hémorrhagies diverses accompagneront le purpura.

Certaines parties des éruptions de typhus rappellent souvent une éruption de scarlatine. C'est le seul point commun avec cette maladie. L'évolution de l'éruption, l'absence d'angine, la dissemblance des phénomènes généraux ne permettent pas la confusion.

On a donné au second septenaire le nom de période nerveuse pour rappeler que les symptômes cérébraux sont encore plus prononcés que dans le premier. Après une marche lente et progressive qui a duré de 5 à 7 jours, ils réalisent complétement l'état typhoïde. Le malade, étendu sur le dos, a perdu toute connaissance de ce qui se passe au dedans de lui et autour de lui et il ne réagit plus aux impressions venues du dehors. C'est le même aspect que dans la dothiénentérie, mais s'il a mis plus longtemps que dans cette maladie pour apparaître, il est plus prononcé.

La langue est également devenue étroite, rôtie sur les bords, sèche ; c'est la même langue de perroquet que dans la dothiénentérie. La constipation continue ; cependant un ou deux jours avant la défervescence, elle fait souvent place à de la diarrhée.

Au milieu de cette aggravation des phénomènes généraux, on voit se continuer le plateau de la courbe thermique. La tendance à l'hypostase pulmonaire est constante. L'éruption a conservé son aspect de tatouage que l'on retrouve encore pendant la convalescence.

Un profond sommeil met un terme à cette période nerveuse. Souvent l'intelligence est déjà revenue, le malade se trouve mieux, au moment où le thermomètre révèle la défervescence. La crise réelle précède l'abaissement thermique.

Celui-ci s'opère en deux ou trois jours, d'une manière assez régulière, en lysis.

La convalescence est rapide, à moins que quelque complication ne vienne l'entraver.

Le diagnostic basé sur les caractères cliniques que nous venons d'exposer rapidement, a été facile à établir chez presque tous nos malades. Presque tous, en effet, ils réunissaient les symptômes capitaux du typhus. Dans les rares cas où l'un d'eux se trouvait mal dessiné, les présomptions tirées de l'âge, de la concomitance, de la maladie chez des personnes de leur entourage immédiat venaient à notre aide. Nous avons même pu rectifier rétrospectivement plusieurs diagnostics. L'anatomo-pathologie nous a fourni, chaque fois que nous avons pu faire les nécropsies, la preuve irréfutable de l'exactitude de ces diagnostics.

§ XV. — Terminaison

Le typhus s'est terminé neuf fois par la guérison chez les malades soignés à l'Ancien-Hôpital. (Obs. IV, VII, VIII, IX, XVI, XIX, XX, XXI, XXII). Le rétablissement de la santé a été retardé chez Ler... et chez Lan..., par des complications. Si on défalquait de ces neuf guérisons, les cas de Ni... et de Mor... ; ceux des fils Mor..., qui à cause de leur constitution sans tare ou de leur âge peu avancé pouvaient presque compter sur une heureuse issue, et le cas de la sœur qui a été soignée dans sa chambre, on voit qu'il ne nous resterait plus que trois terminaisons favorables. Nous comptions dans ce même hôpital huit décès. (Obs. II, V, VI, X, XI, XII, XIV, XXIII) dont la plupart sont dus directement à l'intoxication typhique, et non aux complications. Ces chiffres et le nombre considérable de complications qui sont intervenues, nous paraissent résulter d'une part du peu de résistance qu'offraient malades à cause de leurs tares personnelles et des conditions d'hygiènes défectueuses au milieu desquelles ils vivaient ; d'autre part de cette circonstance qu'ils étaient soignés dans les salles communes.

Au Nouvel-Hôpital, les sujets étaient plus vigoureux en général, et l'installation heureuse des pavillons d'isolement favorisait leur guérison et diminuait le nombre des complications. On y compte huit guérisons (Obs. I, III, XIII, XVII, XVIII, XXIV, XXVI, XXVII). Les trois qui succombèrent durent leur mort, non à l'intoxication typhique, mais à des complications : urémie, anurie, eschares rebelles (Obs. XV, XXV, XXVIII).

Un fait met en lumière l'avantage qu'il y aurait à choisir des infirmiers plus robustes, plus habitués à leur métier et à leur assurer une nourriture moins débilitante et des dortoirs plus sains! Ce sont eux qui fournissent presque toute la mortalité, dix décès, tandis que sur les dix cas extérieurs dont l'ensemble était de résistance moyenne, il ne se produisit qu'un décès.

Au total nous avons eu 17 guérisons et 11 décès, soit une mortalité de 39 0/0, bien différente, comme on voit, de la mortalité de la fièvre typhoïde, qui n'est guère que de 12 0/0; mais en rapport avec ce que les auteurs enseignent de la mortalité dans les épidémies de typhus.

§ XVI. — TRAITEMENT

Nous dirons peu de chose du traitement médicamenteux. Il fut purement symptomatique. On administrait le sulfate de quinine ou l'antipyrine dans le but de combattre l'hyperthermie.

Contre les vomissements qui se produisirent rarement d'ailleurs, on administrait la potion de Rivière et la glace.

Contre la constipation, quelques doses de sulfate de magnésie ou des lavements laxatifs. Tant que l'on n'avait pas éliminé le diagnostic de fièvre typhoïde, on cherchait à réaliser l'antisepsie intestinale au moyen de paquets ou de potions à base de naphtol ou de bétol.

L'alimentation comprenait du lait, des bouillons, des limonades vineuse ou citrique, des potions de Todd.

Quelques lotions froides faites trois ou quatre fois par jour, complétaient le traitement.

Nous n'avons employé le drap mouillé que chez deux de nos malades, qui n'en ont pas moins succombé.

Il ne nous a pas été possible d'employer le traitement systématique par les bains froids (1).

De l'étude des conditions où ont été soignés les malades ressort l'importance de l'aération, sur laquelle les théra-peutes attirent si fortement l'attention. Les pavillons d'iso-lement sont situés sur le versant d'un côteau, perdus pour ainsi dire dans l'immense parc coupé de bois où l'on a disséminé les services du Nouvel-Hôpital. Les malades se trouvaient très peu nombreux dans ces pavillons neufs, vastes, commodément aménagés et baignés dans l'air le plus pur. Une bonne part des guérisons obtenues est due à cette disposition. Rappelons qu'on compte 8 guérisons sur 11 cas.

A l'Ancien-Hôpital, on comptait 9 guérisons sur 17 cas. Et nous avons fait remarquer qu'il faut en défalquer la

(1) Les bains froids ont donné au Dr Combemale, à Lille, une mor-talité de 27 °/₀ dans le typhus. Dans 36 cas, il n'avait pu donner que 2 bains par jour: mortal. 33 °/₀; dans 36 autres on a donné 6 bains par jour : mortal. 16,5 °/₀. (Compagnion. Th. Lille, 5 mars 94).

sœur soignée dans sa chambre, où la fenêtre était presque toujours ouverte, et que, parmi ces guérisons, il y a 3 enfants qui n'eurent qu'une atteinte légère en raison de leur âge. Sauf la sœur, ces 17 malades étaient soignés dans les salles communes toujours encombrées. L'une de ces salles avait 45 lits. De telles salles, malgré toute l'attention que l'on peut y porter, renferment toujours un air moins pur que de petites salles d'isolement.

L'étude des conditions qui ont favorisé l'éclosion du typhus montre l'importance du traitement prophylactique.

La première condition est de ne pas mettre à portée des germes, des milieux de culture favorables. Il faut donc s'efforcer de remplacer des infirmiers d'occasion, qui exercent ce métier parce qu'ils manquent de forces pour en exercer un autre, par des hommes robustes, intelligents, consciencieux. Pour les attirer et les retenir, il faut leur assurer un traitement raisonnable et une bonne nourriture, surtout en temps d'épidémie. Il faut éviter de les surmener, leur procurer des dortoirs vastes, propres, souvent repeints et nettoyés de fond en comble.

Nous tenons à déclarer que nous ne faisons pas ici le procès à l'administration des hospices du Havre. Notre sujet nous a entraîné à constater bien des défectuosités dans l'hygiène de ses hôpitaux, et notre plus grand désir serait de contribuer à les faire disparaître. Nous devons lui rendre cette justice qu'elle s'est inspirée des meilleurs principes dans la construction et l'aménagement du Nouvel-Hôpital. Mais rien n'est parfait en ce monde et il faut des efforts persévérants pour amener les hôpitaux à rendre tous les services qu'on est en droit d'en attendre.

Le Dr Napias (Société de Médecine publique du 26 octobre 1892) constate que sur 1.700 hôpitaux et hospices de

France, la moitié est dans des conditions déplorables.
Cela tient que dans beaucoup d'endroits, on ne tient nul
compte des avis des médecins et on les écarte systématiquement des Conseils d'Administration. Il en cite de
nombreux où blessés, fiévreux, incurables sont confondus
dans les mêmes salles. Quant aux infirmiers, « le plus
souvent ils sont récoltés au hasard à vil prix et ne savent
rien. Il y en a qui ne reçoivent que 5 francs par mois. »

On voit que ces hôpitaux pourraient envier l'organisation
du Hâvre qui possède des médecins, des chirurgiens et un
accoucheur nommés au concours, des internes, et dont les
infirmiers touchent 15 fr. pas mois.

Mais l'administration du Hâvre doit aussi progresser et
tendre à imiter les hôpitaux de Paris, sur lesquels ils ont
l'avantage d'un admirable emplacement. A Paris, les écoles
d'infirmiers et d'infirmières ont créé un personnel hospitalier,
instruit et capable de seconder utilement le médecin. Les
traitements des infirmiers (29 fr. par mois), assurent un
recrutement assez choisi.

Les infirmiers doivent prendre l'habitude de se laver
souvent les mains et la face, et apporter un soin tout
particulier à ces ablutions avant chaque repas. Ils ne
doivent jamais manger dans les salles des malades. Ces
précautions sont extrêmement faciles à prendre. Le plus
simple lavabo suffit.

Nous n'avons jamais manqué à cette règle et nous l'observions avec plus de rigueur au moment de l'épidémie.

Il serait bon de plus que les infirmiers aient une blouse
souvent désinfectée, qu'ils mettraient à leur entrée dans les
salles et qu'ils quitteraient à la sortie des salles, ou du moins
au moment des repas.

Avec ces simples précautions, d'après beaucoup d'auteurs,

l'isolement ne serait pas nécessaire. A Edimbourg, en 32 ans, 280 étudiants ont contracté le typhus et ont été soignés à domicile, c'est-à-dire dans un milieu où l'on se tenait en garde contre la contagion, sans transmettre la maladie à leur entourage.

En 1842, les médecins de l'hôpital d'Edimbourg qui admettaient les typhiques dans les salles communes se contentaient des précautions suivantes : Limitation de leur nombre à 4 par salle, occupant toujours les mêmes lits, dont tous les accessoires portaient l'estampille « fever » ; défense aux autres malades d'en approcher même pendant la convalescence, où les typhiques s'asseyaient devant une cheminée, les autres malades se groupant autour de l'autre ; désinfection de leurs vêtements et objets de literie.

Ces mesures suffirent à prévenir pendant six ans tous cas intérieurs, mais en 1849 leur oubli fut suivi immédiatement de plusieurs cas extérieurs (Christison. — *Monthly medical Journal*, 1850. Cité par M. Nettler).

Il est donc presque indispensable de recourir à l'isolement, une inattention d'un moment pouvant être fatale.

On y a recouru dans notre épidémie et on a soigneusement désinfecté les vêtements et la literie des typhiques.

Mais ces mesures devraient être plus complètes. Les vêtements de chaque malade devraient être passés à l'étuve dès son entrée à l'hôpital, qu'il soit ou non suspect de maladie contagieuse, et l'Administration devrait, comme cela se pratique à Paris, fournir des vêtements spéciaux pendant le séjour à l'hôpital, désinfectés naturellement, eux aussi, chaque fois que leur porteur quitterait l'hôpital.

Les pavillons d'isolement devraient être encore plus nombreux qu'il ne le sont, et on devrait isoler plus facilement les individus simplement *suspects* de maladie contagieuse. Nous ne pouvions isoler, que le jour où nous affirmions le diagnostic. On ne put obtenir une salle de douteux. En rendant officiel notre diagnostic avant qu'il ne soit absolument indiscutable, nous nous exposions à faire contracter le typhus à des gens qui pouvaient être au début d'une fièvre typhoïde ou d'une autre maladie.

Ce manque de salles pour les douteux s'est fait de nouveau sentir au début d'une épidémie de variole qui vient d'éclater au Havre. Tant que le diagnostic ne pouvait être affirmé officiellement, les varioleux restaient un danger pour leurs voisins de salles communes.

Enfin, un rôle important dans la prophylaxie du typhus revient aux médecins sanitaires. Il serait à désirer qu'ils exercent leur surveillance d'une manière plus rigoureuse, et surtout qu'ils n'attendent pas pour cela que l'existence des épidémies soit absolument certaine. C'est par l'isolement des *suspects* que l'on peut prévenir l'éclosion d'un foyer de contagion. Leur rôle est de rechercher ces gens suspects.

Au départ de chaque paquebot on sait qu'un médecin est chargé de s'assurer qu'il ne contient aucune personne suspecte d'être en incubation de maladie contagieuse. Nous pourrions nommer un étudiant américain qui, lors du choléra de 1892, fréquenta plusieurs jours le bastion 36 où on soignait les cholériques parisiens ; aussitôt après, partit pour le Havre et de là gagna Southampton, où il s'embarqua pour New-York. Il voyageait en seconde classe et, comme tous les passagers de cette classe, il n'eut pas l'occasion d'être interrogé ou examiné par le médecin chargé de ce soin. C'est d'ailleurs ce que notre étudiant avait prévu et ce qu'il tenait à vérifier.

Nous ne voulons pas chercher d'exemples analogues

parmi les médecins qui sont chargés de préserver la France des importations de germes étrangers. On en a cité pendant cette même épidémie de choléra, et il serait trop facile d'en trouver de plus récents.

L'assainissement et la surveillance des asiles de nuit et des garnis où reposent les vagabonds empêcherait la propagation des cas échappés aux médecins de la frontière.

Enfin, malgré l'absence probable d'irradiations parties du foyer breton, on peut considérer son existence comme un « danger national ». Dût-il même rester toujours localisé dans les arrondissements de Morlaix et de Guincamp, il faut en débarrasser cette partie de la France.

CONCLUSIONS

I. — L'épidémie française de typhus en 1892-93
reconnaît pour cause, non pas un réveil de l'endémie
bretonne, mais une importation venue de New-York.
New-York avait été lui-même contaminé par des juifs
venus de Russie, où la famine avait donné une allure
épidémique au typhus endémique.

II. — L'un des cas observés au Havre avait certainement été contracté à New-York. Nous n'avons pu
déterminer l'origine d'aucun autre cas extérieur.

III. — Du 20 mars au 16 juillet 1893, nous avons
observé 28 cas, la plupart sur des gens de plus de
trente ans.

IV. — Le nombre des cas extérieurs a été de 10,
savoir 2 cas isolés, 3 dans une famille de chiffonniers,
4 dans une famille de vagabonds. Le nombre des cas
intérieurs a été de 18, savoir 17 infirmiers ou sur-
veillantes et 2 malades hospitalisés depuis longtemps
Tous ces cas intérieurs sont unis aux extérieurs et
entre eux par une contagion évidente, et favorisées par
la défectuosité de l'hygiène.

Le mode de contamination le plus probable a été le
contact direct. L'incubation semble avoir duré de 10 à
15 jours.

III. — L'anatomie pathologique ne nous a révélé aucune lésion spécifique.

IV. — Souvent il a existé des prodromes consistant en céphalée, abattement, courbature. Le début s'est souvent continué sans démarcation bien nette avec la période prodromique ou avec l'état de santé.

La température cependant atteignait son maximum le 1er jour. La courbe en plateau avec de faibles rémissions matinales se terminait vers le 13me jour par une défervescence en lysis ou brusque. Le plateau dans un assez grand nombre d'observations était coupé par des encoches en V de 2 degrés ou plus.

Les symptômes nerveux occupaient la plus grande place dans le tableau clinique ; la prostration était moins prononcée que chez les typhoïsants pendant le 1er septenaire, plus prononcée que chez les typhoïsants pendant le 2e septenaire.

L'éruption n'a jamais manqué. Apparue le quatrième ou le cinquième jour, elle prenait rapidement un aspect rubéoliforme, puis subissait la transformation pétéchiale.

Le catarrhe des voies respiratoires a manqué dans notre épidémie. L'hypostase pulmonaire était constante. La constipation était la règle.

Les complications observées ont été un érysipèle, une parotidite, des eschares fessières, des phlegmons de la fosse ischio-rectale, des troubles de l'intelligence, des pneumonies, de l'asthénie cardiaque, de l'anurie, de l'urémie, de la rétention d'urine, une cystite purulente.

Le diagnostic a été facile à établir dans presque tous les cas.

La maladie s'est terminée par décès : 11 fois. Elle s'est terminée par guérison : 17 fois. Ce sont les personnes-tarées qui ont succombé. La santé dans la plupart des cas est redevenue parfaite après le typhus.

Le traitement employé a été le traitement symptomatique. Nous avons pu apprécier l'influence de l'aération sur l'évolution du typhus.

Traitement prophylactique. — Il faut par des avantages sérieux diminuer le nombre des infirmiers d'occasion et valétudinaires, les nourrir convenablement, ne pas les surmener, éviter l'encombrement de leurs dortoirs, veiller à leur propreté ; mettre en garde les infirmiers contre la contagion.

Il faut surtout isoler rigoureusement les cas de typhus et tous cas suspects, les rechercher dans les ports et sur les frontières, par où ils pourraient s'introduire, surveiller et assainir les asiles de nuit et les garnis de bas-étage, enfin éteindre le foyer breton, malgré son absence d'irradiation dans le passé.

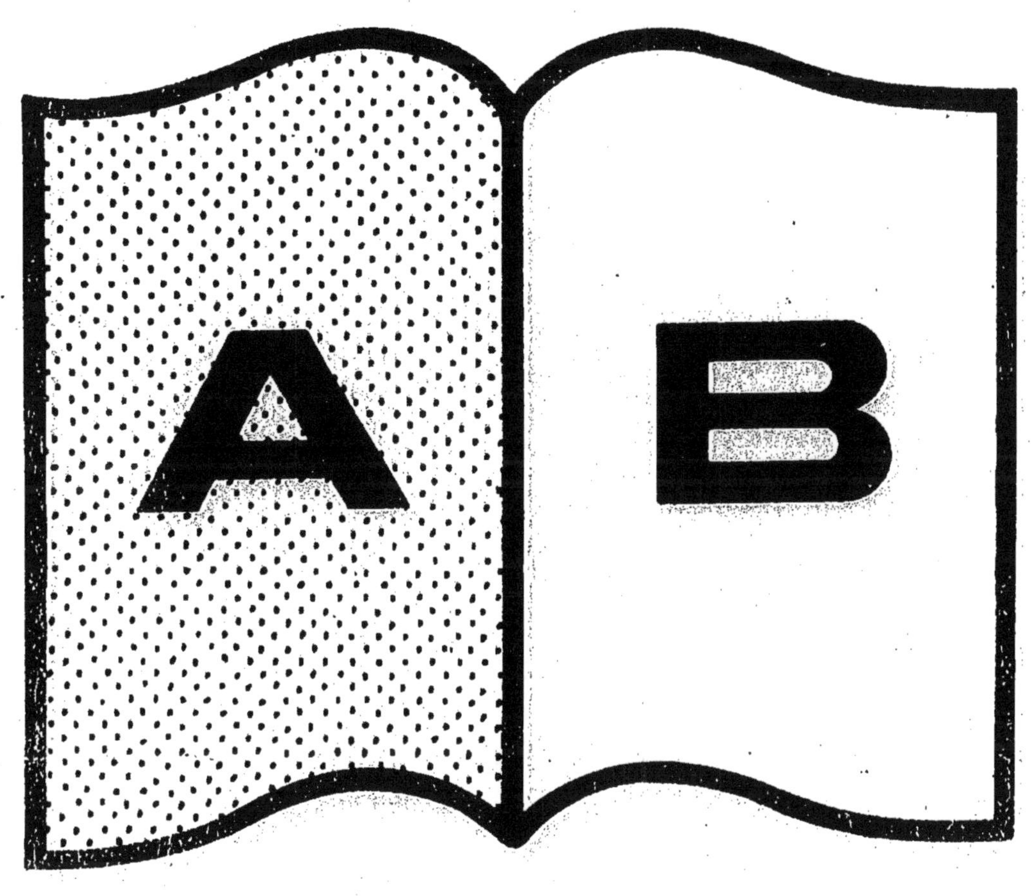

Contraste insuffisant

NF Z 43-120-14